Dr. med. Gertrud Grimm

Hypertonie und Hypotonie ganzheitlich regulieren

Unter Einbeziehung der Selbstheilungskräfte

AF556584

Dr. med. Gertrud Grimm

Hypertonie und Hypotonie ganzheitlich regulieren – unter Einbeziehung der Selbstheilungskräfte

– Erfahrungen aus 50-jähriger Praxistätigkeit –

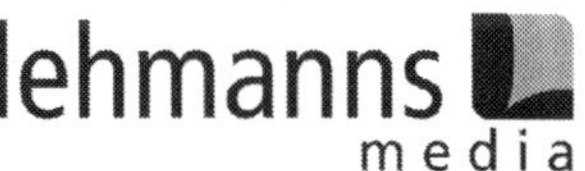

Impressum

Bibliografische Information der Deutschen Nationalbibliothek
Die Deutsche Nationalbibliothek verzeichnet diese Publikation in der Deutschen Nationalbibliografie; detaillierte bibliografische Angaben sind im Internet unter http://www.dnb.de abrufbar.

Alle Rechte vorbehalten
Dieses Werk, einschließlich aller seiner Teile, ist urheberrechtlich geschützt. Jede Verwertung außerhalb der engen Grenzen des Urheberrechtsgesetzes ist ohne Zustimmung des Verlages unzulässig und strafbar. Das gilt insbesondere für Vervielfältigungen, Übersetzungen, Mikroverfilmungen, Verfilmungen und die Einspeicherung und Verarbeitung auf DVDs, CD-ROMs, CDs, Videos, in weiteren elektronischen Systemen sowie für Internet-Plattformen.

Wichtiger Hinweis

Die Vorschläge, was die Dauer der Einnahme der Arzneien betrifft, sind nicht verbindlich, diese können und sollen variiert werden, falls im Heilungsverlauf unerwartet Probleme auftauchen oder der Patient das eine oder andere Präparat nicht verträgt, bzw. die Erstverschlimmerung anders als erwartet verläuft.

Weder Autor noch Verlag haften für irgendwelche Schäden.

© Lehmanns Media GmbH, Berlin 2023
Helmholtzstr. 2-9
10587 Berlin

Umschlag: Jasmin Plawicki
Foto Umschlag: Pia von Lützau – GFDL
http://pool.nursingwiki.org/wiki/Image:RR_Manometer01.JPG
https://commons.wikimedia.org/w/index.php?curid=7021623
Satz & Layout: LaTeX(Zapf Palatino) Volker Thurner, Berlin
Druck und Bindung: Totem • Inowrocław • Polen
ISBN 978-3-96543-420-2 www.lehmanns.de

Inhaltsverzeichnis

Einleitung **13**

1 Hypertonie (Bluthochdruck) vorbeugen – Tipps und Ratschläge **15**

Fasten . . . 15
Das Säure-Base-Gleichgewicht . . . 17
Milieusanierung durch Ernährungsumstellung . . . 19
Die vitalstoffreiche Vollwertkost nach Bruker . . . 19
Empfehlenswerte Rezepte . . . 20
Eiweißproblem . . . 22
Ernährungsumstellung in der Praxis . . . 24
Kleines Ölbrevier . . . 24
Essēner-Brot . . . 25
Rezepte – Praxisnah, vegan, schnell, preiswert, wohlschmeckend . . . 27
Vitaminverlust beim Kochprozess nach F. Wilz 28
Basische (bzw. basenüberschüssige) Lebensmittel 28
Biologische Arzneien . . . 29
Was Sie sonst noch wissen sollten . . . 29
Bewegung an frischer Luft . . . 30
Schlaf . . . 31
Vom Symptom zur Krankheit durch Unterdrückungen . . 35
Wissenswertes über das Fieber . . . 37
Homöopathische Behandlung bei Fieber . . . 39
Fiebersenkende Anwendungen . . . 39
Natürliche Schmerzbekämpfung ohne Nebenwirkung 40

2 Hypotonie – Niedriger Blutdruck **45**

Kneipp'sche Anwendungen . . . 45
Die Eigenblutbehandlung bei niedrigem Blutdruck . . . 46

Einzelmittelhomöopathie 47

3 Mobilisieren der Selbstheilungskräfte 49

Die Wassertherapie nach Pfarrer Sebastian Kneipp 49
Hypnose 52
Sanum-Therapie 53
Neuraltherapie nach Huneke 54
Die australischen Busch-Blüten 55
Behandlung mit ätherischen Ölen 58
Die Bach-Blüten-Therapie 60
Eigenblut und Vitamin C – zur Verhütung von Gefäß- und Kreislauferkrankungen als Folge von Bluthochdruck 64
Eigenurintherapie 65
Ausleitung von Giftstoffen durch Aschner-Verfahren . . . 66
Ausleitung – Purgation 66
Der Aderlass 67
Schröpfen 69
Die Blutegeltherapie 69
Die Horvi Enzym-Therapie 72
Ozon – Prophylaxe von Gefäßerkrankungen in Folge von Bluthochdruck 74
Durchführung der „Großen Eigenblutbehandlung" nach Wolff 75
Wirkungsmechanismus 75
Die Hämatogene Oxidationstherapie (HOT) 76
Heileurythmie nach Rudolf Steiner und Reflexzonenmassage 76
Behandlung mit homöopathischen Einzelmitteln und Nosoden 78
Nosoden 83

4 Hypertonie behandeln: Aus der Praxis für die Praxis 85

Ernährung einschließlich der Genussgifte 85
Brot selbst backen 86
Bluthochdruck-Diät? 86
Wassertreten und Blasenentzündung 87
Stressauflösung – Hilfe bei erhöhtem Blutdruck 87
Waldmedizin lässt die Blutdruckwerte purzeln 88
Nervosität in den Wechseljahren – Blutdruckerhöhung . . 89

Kneipp'sche Anwendungen bei Bluthochdruck 90
Leicht erhöhte Blutdruckwerte – bedingt durch zu viel Elektrosmog 91
Kopfschmerzen bei schwankenden Blutdruckwerten 92
Kreislaufbedingter Schwindel, schwankende Blutdruckwerte 93
Hypertonie 94
Tipps, dem Bluthochdruck vorzubeugen 94
Hypertensive Krise – 250/100 mmHg 95
Selbstheilungskräfte mobilisieren 96
Bluthochdruck im Alter I 97
Bluthochdruck und L-Arginin 98
Zigarette rauchen 99
Bluthochdruck im Alter II 100
Bluthochdruck und Neuraltherapie 101
Hypnose und Bluthochdruck 102
Thrombozythämie 102
Bluthochdruck – sanum Therapie und Horvi-Enzym Therapie 104
Blutdruckkrisen als Ursache von Schlafstörungen 105
Kopfschmerzen bei Bluthochdruck 106
Alkohol moderat genießen 107
Rauchen ist ein starkes Gefäßgift 107
Kräuter statt Salz 108
Lakritze als Blutdruckbeschleuniger 108
Bluthochdruck durch Einsatz der Selbstheilungskräfte heilen 109
Hilfe aus der Homöopathie 109
Hypertensive Krise 111
Bluthochdruck und Nervosität 112
Eigenblut und Blutdruck 113
Schwindelattacken bei stark schwankenden Blutdruckwerten 113
Psychische Symptome, welche den Blutdruck ansteigen lassen 114
Zustand nach Schock 115
Angst vor einer Operation 116
Prüfungsangst 116
Flugangst 116
Zahnarztbesuch – erhöhte Blutdruckwerte 117
Zwangsneurosen – pedantischer Ordnungszwang 117
Bluthochdruck durch Selbstüberforderung und daraus resultierenden Stress 118

Blutdruckerhöhung als Folge von starker nervlicher Belastung 119
Bluthochdruck durch beständige Schlafstörungen 120
Gefäßschäden am Auge 122
Netzhauteinblutungen 123
Augenvenenthrombose 124
Sklerose der Augengefäße 125
Fundus hypertonicus 126
Schlaganfallprophylaxe I 129
Arteriosklerose – betrifft sämtliche Familienmitglieder über 55 Jahren 131
Extrasystolen 132
Koronare Herzkrankheit, Koronarsklerose 132
Claudicatio intermittens 134
Myokarditis mit Blutdruckerhöhung 135
Schlaganfall – Nachbehandlung 136
Gefäßablagerungen bei Hypertonie 137
Schlaganfallprophylaxe II 138
Herzinsuffizienz bedingt durch langjährige Blutdruckerhöhung 138
Koronarsklerose bei Bluthochdruck 140
Vorsorge zur Vermeidung von Folgeschäden an der Niere . 141
Niereninsuffizienz 142
Nephrosklerose 143

5 Hypotoner Symptomenkomplex: Aus der Praxis für die Praxis 145
Hypotonie akut 145
Hypotonie chronisch 146
Kreislaufbedingter Schwindel 147
Sehschwäche, bedingt durch Hypotonie 148
Schlafstörungen und niedrige Blutdruckwerte 149
Müdigkeit tagsüber 150
Müde Augen 150
Ohnmacht und Bewusstlosigkeit als Folge von niedrigem Blutdruck und zusätzlicher Sonneneinwirkung 151
Extrasystolen, Herzstolpern bei niedrigem Blutdruck . . . 151
Schweißausbrüche, lang anhaltend, bei Tag und Nacht – Folge von extrem niedrigem Blutdruck 152

Kopfschmerzen bei niedrigem Blutdruck 153
Gedächtnisstörungen bedingt durch Hypotonie 154
Konzentrationsstörungen bedingt durch niedrigen Blutdruck 155
Hilfe mit der Horvi-Enzym-Therapie bei Hypotonie 156
Hilfe von Wasserdoktor Pfarrer Sebastian Kneipp 156
Herzklopfen 157
Eigenblut bei niedrigem Blutdruck 157
Hilft das kalte Wasser besser als ein Medikament? 158
Salzkonsum bei Hypotonie 158
Vorbeugung von Ohnmacht und Kollapszustände, ausgelöst durch extrem niedrige Blutdruckwerte 159
Wechsel von hohem und niedrigem Blutdruck 159
Stark erniedrigte Blutdruckwerte seit einer Virusgrippe . . 160
Impfreaktion nach Herpes zoster Impfung 161
Extrem niedrige Blutdruckwerte nach Unterdrückungen . 161
Homöopathie statt chemischen Arzneien 162
Wassertreten bei niedrigem Blutdruck trotz Blasenentzündung 164
Kalte Füße bedingt durch niedrigen Blutdruck 164
Naturheilmittel oder homöopathische Arzneien? 165
Neuraltherapie und niedriger Blutdruck 166
Bach-Blüten-Essenzen und niedriger Blutdruck 166
Trockenbürsten, Wechselduschen und Sport an der frischen Luft 167
Ich möchte jetzt mit Sport beginnen 168
Selbstheilungskräfte mobilisieren – statt Symptome zu unterdrücken 168
Impffolgen 169
Mit niedrigem Blutdruck leben 170
Sauna und niedriger Blutdruck 170
Trinkmenge und niedriger Blutdruck 171
Aromatherapie und niedriger Blutdruck 171
Herdgeschehen – Wurzelentzündung und tote Zähne . . . 172
Weitere Herdgeschehen und niedrige Blutdruckwerte . . . 172
Hilfe bei niedrigem Blutdruck mit Bach-Blüten bei negativen Gemütsstimmungen 173
Wechselnde Blutdruckwerte, mal hoch, mal tief 173
Angst vor Kreislaufschwäche, wenn ich jetzt mit Sport beginne 174
Liste der blutdrucksteigernden Arzneien 175

6 Anhang **177**
Entsäuerungsbad 177
Ansteigendes Fußbad 177
Wassertreten – Kneippen 177
Kneipp'sches Augenbad 178
Ganzkörperwaschung 178
Knie- und Schenkelguss 179
Das kalte Armbad 179
Wadenwickel bei Schlafstörungen 179
Kernseifen-Suppositorium 179
Einlauf 180
Dreier-Spritze nach Karl-Heinz Friese 180
Vitamin C zur Immunmodulation 180
Rezepte 181
Liste der Bach-Blüten und ihre Bezifferung 182
Anschriften und Bezugsquellen 184
Quellen 185
Werdegang 186

Widmung

Für Alina

Danksagung

Ganz besonders möchte ich mich bei Heidi Pielmeier bedanken für ihren unermüdlichen Einsatz beim Fertigstellen meiner Bücher.

Wichtiger Hinweis:

Alle Ratschläge, Rezepturen und Anwendungen im vorliegenden Buch wurden von mir über Jahrzehnte mit bestem Erfolg erprobt. Dieses Buch richtet sich sowohl an Laien als auch an Therapeuten. Laien sollten ohne Beratung eines erfahrenen Behandlers keine Applikationen vornehmen. Weder Autor noch Verlag haften für irgendwelche Schäden.

Dr. Gertrud Grimm

Einleitung

Einerseits geht es in diesem Buch darum, Wege aufzuzeigen wie man zu hohem und zu niedrigem Blutdruck vorbeugen kann. Und andererseits geht es darum, wie man bestehende Hypertonie und Hypotonie durch Einsatz der Selbstheilungskräfte regulieren kann. Selbst wenn in der Familie gehäuft Hypertonie oder Hypotonie vorkommt, bedeutet das nicht zwangsläufig, dass alle Familienmitglieder darunter leiden müssen. Die Lebensweise und Umwelteinflüsse können diesem Einfluss entgegenwirken. **Die wichtigste Vorbeugungsmaßnahme** ist, die verschiedenen Arten der **Unterdrückung von Symptomen** zu **vermeiden**. Äußere Symptome, die wir noch nicht als Krankheit bezeichnen, wie z. B. Hauteffloreszensen, Dornwarzen oder Hämangiome, oder auch Schnupfen, Durchfall oder Schwitzen sollen nicht unnötig gestoppt werden. Es sind Versuche des Körpers, sich seiner Giftstoffe zu entledigen.

Entlastungsversuche vom Körper sollen **nicht unterdrückt** werden, da sich **im Anschluss** meist eine **tiefer liegende Erkrankung meldet, oftmals auch ein entgleister Blutdruck**. Welch ein Tausch!

Bei bereits bestehendem, entgleisten Blutdruck möchte ich Wege aufzeigen, diesen durch Mobilisierung der Selbstheilungskräfte zu regulieren, um auch hier wieder unterdrückende Maßnahmen zu vermeiden, damit keine Folgeschäden entstehen. Drei ganz wichtige Säulen sind die Therapie mit Blütenessenzen – Bach-Blüten und australische Buschblüten –, die Aschner Ab- und Ausleitungsverfahren und die Einzelmittelhomöopathie, welche die individuellste aller Reiztherapien überhaupt ist.

Viele weitere Methoden zur Mobilisierung der Selbstheilungskräfte werden vorgestellt.

1 Hypertonie (Bluthochdruck) vorbeugen – Tipps und Ratschläge

Fasten

Fasten hat eine uralte Tradition. Vor zehntausend Jahren wurde schon gefastet. In den großen Weltreligionen kommt Fasten heute noch vor und ist ein wesentlicher Bestandteil – erwähnt sei hier der Buddhismus, das Christentum, der Islam und das Judentum. Durch das Fasten wird der gesamte Organismus entsäuert, alle Körpersäfte fließen wieder besser, allen voran das Blut und die Lymphe. Die Geldrollenbildungen der roten Blutkörperchen lösen sich wieder auf, sonstige Eindickungen von Blut und Lymphe verschwinden. Im Dunkelfeldmikroskop sind nach dem Fasten keinerlei Stauungszeichen bzw. Eiweißverdichtungen wie Filite oder Mucor-Symplasten mehr zu sehen, auch keine Thrombozytenaggregationen mehr. Die Eiweißspeicher werden entleert. Auf diese Weise wirkt das Fasten dem Herzinfarkt, der Hypertonie und weiteren Gefäßprozessen sowie Entzündungen entgegen. Auch die Gefäßwände, die durch Arteriosklerose ihre Elastizität verloren haben, werden wieder funktionsfähiger, die Verhärtung wird durch das Fasten weniger. Weitere Gefäßprozesse wie Tinnitus, Hörsturz und Migräne verschwinden durch das Fasten, Blutdruckwerte purzeln, auch der erhöhte Augeninnendruck reagiert, Glaukomanfälle verschwinden.

Das strenge Fasten bedeutet Verzicht auf jegliche Nahrung. Dies können Sie zuhause über einige Tage durchziehen, ansonsten gibt es Fastenkuren bei Dr. Buchinger usw. Es gibt weitere Fastenarten, z. B.

das 24-Stunden-Fasten oder das Morgenfasten, welches bedeutet, dass der Mensch morgens bis zur Mittagszeit auf Nahrung verzichtet, da morgens sowieso die Ausscheidungsphase im Körper abläuft und diese durch das Morgenfasten unterstützt wird. Man kann unterstützend **Basentee** (Kräutertee) oder auch Basentee nach Dr. Rau trinken (siehe Anhang S. **??**).

Das sogenannte Morgenfasten muss über einen langen Zeitraum (6–12 Monate) durchgehalten werden, um Erfolge zu erzielen.

Es gibt auch das sogenannte Teilfasten, das Eiweiß-Fasten. Manchmal kann man das strenge Fasten nicht einplanen, da kann man auf das Eiweiß-Fasten ausweichen, d. h. man isst über 2–3 Wochen ausschließlich rohes Obst. Damit werden die **Eiweißspeicher entleert**. Dieses Eiweiß-Fasten eignet sich ebenso gut als Auftakt zur Ernährungsumstellung. Der Verzicht auf jegliches tierisches Eiweiß lässt wieder mal die Körpersäfte fließen, der Organismus erholt sich. Gefäßerkrankungen werden weniger und verschwinden ganz, wenn die Ernährungsumstellung dem anfänglichen Fasten folgt. Außerdem regt Fasten den Körper an, entzündungshemmende Stoffe auszuschütten.

Und nun ein paar Überlegungen, wie man das Fasten erfolgreich unterstützen kann: Ganz wichtig ist die körperliche Bewegung, denn man schwitzt und scheidet so Giftstoffe über die Haut aus, die Durchblutung wird auf die Weise verbessert.

Die Ausscheidungsorgane, die Nieren, der Darm und die Leber sollten angeregt werden.

Die **Nieren** können durch **Nierentee** Unterstützung finden (siehe Anhang S. 181).

Homöopathisch kommt bei Bedarf Natrium chloratum D6 bzw. Solidago virgaurea D6 in Frage.

Die **Leber**, das größte Entgiftungsorgan in unserem Körper, soll auch entlastet werden. Trinken Sie **Lebertee**, welchen Sie auch mit dem Nierentee mischen können (siehe Anhang S. 181).

Und nach dem Fasten empfehle ich eine Ernährungsumstellung.

Das Säure-Base-Gleichgewicht

Das Säure-Basen-Gleichgewicht steht im Vordergrund. Blut und Urin haben den gleichen pH-Wert, das Gewebe reagiert gegensätzlich. Wenn das Blut mit seinem pH-Wert leicht im alkalischen Bereich liegt, handelt es sich beim Gewebe bereits um eine massive Übersäuerung. Akute, aber auch chronische Erkrankungen werden stets von einer mesenchymalen Azidose begleitet. Der Blut-pH-Wert ist im alkalischen Bereich erhöht. Daraus entwickelt sich eine niedrigere Abwehr. Auf dem Boden eines entgleisten Stoffwechsels bilden sich akute sowie chronische Erkrankungen. Wenn man die Ernährung umstellt, wie im nächsten Kapitel beschrieben, erreicht man einen ausgeglichenen Säure-Basen-Haushalt.

Es gibt allerdings auch gute Präparate z. B. der Firma sanum, welche unterstützend wirken und nur anfangs ihren Einsatz finden sollten. Es handelt sich um die Basenmischung alkala-"N", welche im Magen-Darm-Trakt Sodbrennen und Blähungen beseitigt, weiterhin Citrokehl, welches der Alkalisierung des Blutes entgegengewirkt. Bei Citrokehl handelt es sich um Acidum citricum (Zitronensäure) in der Potenz D10, D30, D200.

Und ein sehr wirksames Präparat ist weiterhin sanuvis mit L-(+) Milchsäure als Bestandteil. Diese Arznei reguliert den pH-Wert des Blutes und des Gewebes. Acidum L(+)-lacticum liegt in jeder Tablette bzw. in den Tropfen in D4, D6, D12, D30, D200 vor, sanuvis ist in Tropfen, Tabletten und Ampullen erhältlich, in Salbe als sanuvis D1.

Alkala-N wird schluckweise – 1 Messlöffel Pulver in ½ Tasse Wasser gelöst – über den Tag verteilt getrunken; oder man macht ein Fußbad von 20–30 Minuten und gibt ½ Esslöffel Pulver ins heiße Wasser. Die Wassertemperatur sollte ca. 37 °C haben.

Bei sanuvis werden 3x60 Tropfen eingenommen, bzw. 1–3x pro Tag 1 Tablette mit ausreichend Flüssigkeit geschluckt. Man kann auch 1–3x pro Woche 1 Ampulle intramuskulär spritzen.

Citrokehl liegt in Tablettenform, Tropfen und als Injektionslösung vor. Die Dosierung erfolgt nach Anweisung.

Zur Milieusanierung gehört auch die Herdsanierung, Zahnherde und auch andere Herde müssen ausgeschaltet werden, d. h. sowohl wurzelbehandelte als auch tote Zähne müssen entfernt werden. Es findet sich dort die Leptrotrichia buccalis, ein Bacterium, welches auch beim Krebsgeschehen an tumorbefallenen Organen zu finden ist.

Andere Störfaktoren sind: chronische Tonsillitis, chronische Sinusitis, chronische Appendicitis sowie chronische Cholecystitis.

Milieusanierung durch Ernährungsumstellung

Le microbe c'est rien, le terrain c'est tout
Die Mikrobe ist nichts, das Terrain ist alles

(Louis Pasteur)

Die vitalstoffreiche Vollwertkost nach Bruker

Das erste und bedeutendste Prinzip ist die Rückkehr zur naturbelassenen Nahrung.

Professor Kollath drückt es so aus:

Lasst unsere Nahrung so natürlich wie möglich.

Das Getreide, wenn es nicht denaturiert ist, ist ein wichtiger Vitamin-B-Träger. Deshalb streichen Sie Getreide in denaturierter Form, z. B. als Weißmehl, und benutzen Sie ab jetzt Vollkornmehl.

Verzichten Sie auch auf Zucker (weißer Zucker, brauner Zucker, Ur-Süße, Traubenzucker, Fruchtzucker ....). Kaufen Sie sich eine Getreidemühle und mahlen Sie das Getreide kurz vor dem Verzehr durch. Wenn Sie Brot kaufen, dann verlangen Sie stets Vollkornbrot. Die tägliche Ernährung sollte mindestens 50 % Rohkost enthalten. Essen Sie jeden Tag 3 EL Rohgetreide in Form von Frischkornbrei oder gekeimten Körnern als Zugabe z. B. im Salat.

Empfehlenswerte Rezepte

Das Kernstück der vitalstoffreichen Vollwertkost ist der **Frischkornbrei**:

3 EL Fünf-Korn-Mischung grob schroten, 6 EL Wasser dazugeben, mindestens 5 Stunden quellen lassen, 1 Apfel (gerieben), Obst nach Wahl, unbedingt etwas Sahne und 5 Nüsse zusetzen.

Weitere Rezepte:

1. **Bio-Körner**:
   3 EL Bio-Körner über Nacht einweichen, dann in ein Sieb schütten, mit frischem Wasser abspülen und abtropfen lassen. Danach 2 Tage im Sieb lassen und zweimal täglich mit Wasser überbrausen; am 3. Tag werden Sie Keimlinge entdecken. Diese können Sie in Suppen, Soßen, Joghurt usw. essen.
2. frisch gequetschter **Hafer** (Nackthafer aus dem Bioladen oder Reformhaus):
   Wenn Sie eine Abwechslung wünschen oder es einmal schnell gehen soll, können Sie mit einer „Quetsch-Maschine" (eventuell auf Bestellung im Bioladen oder Reformhaus erhältlich) rohen Nackthafer (er ist spelzenfrei) pressen und sofort nach Zubereitung mit anderen Zutaten wie z. B. beim Frischkornbrei verzehren. Diese Haferzubereitung ist wesentlich gesünder und schmackhafter als die Haferflocken, die man fertig kaufen kann. (Achtung es gibt verschiedene Ausführungen der Maschine, wobei die einfachste und preiswerteste Ausführung speziell für den Nackthafer völlig genügt.)

Und noch einige Tipps aus der Praxis für die Praxis:

- Zur Rohkost gehört unbedingt der tägliche große Salatteller, bestehend aus fünf verschiedenen Anteilen:
  Stets zwei Wurzelsalate, zwei über der Erde wachsende und ein Blattsalat, mit Obstessig und Keimöl – letzteres darf keinesfalls fehlen – zubereitet. Achten Sie darauf, dass Sie täglich einen Apfel essen, möglichst mit Schale und Kerngehäuse. Säfte sind kein Ersatz für ganze Früchte.

- Sie sollten naturbelassene Fette wie Sahne, Butter und kaltgepresste Öle verwenden.
- Essen Sie die Frischkost stets vor der gekochten Kost.
- Meiden Sie auch die Produkte von Auszugsmehl wie weiße Nudeln, Weißbrot, Brötchen, Kuchen etc.
- Essen Sie statt weißem Reis lieber Vollkornreis.
- Sehr gute Erfahrungen habe ich mit der Jupiter-Geitreidemühle gemacht, weil die Mühle mit einem Salataufsatz kombinierbar ist und in verschiedenen Größen auf dem Markt günstig zu erhalten ist, und zwar in allen Bioläden und in der Ernährungsklinik in Lahnstein (Tel.: 02621 917010).
- Kuchenmischungen ohne Tierprodukte erhalten Sie in Bioläden oder direkt beim Bauckhof `www.bauckhof.de` Telefon 05803 9873-0. Es gibt ein vielseitiges Angebot: Schokokuchen, Käsekuchen (aus Tofu und Soja), Dinkel-Schoko für Muffins, Streuselkuchen, Nusskuchen, Zitronenkuchen, Dinkel-Sandkuchen.
- Eine große Auswahl an kalt geschlagenen Ölen erhalten Sie in jedem Bioladen und von der Ölmühle Solling `https://www.oelmuehle-solling.de/` oder Tel.: 05531 120557.
- Ihre ersten Erfahrungen mit vegetarischen Brotaufstrichen, Soßen, Suppen usw. können Sie beim Lebe-Gesund-Versand sammeln `https://www.lebegesund.de/brote-und-aufstriche` Tel.: 0800 1224000 oder auch in jedem Bioladen.

Eiweißproblem

Produkte tierischen Ursprungs wie Fleisch, Wurst, Käse, Eier, Fisch, Milch, Quark, Joghurt sollten Sie weitgehend meiden.

Tabelle 1.1: Eiweißarten

tierisch	pflanzlich
Schweinefleisch	Linsen
Rindfleisch	Erbsen
Kalbfleisch	Bohnen
Ziegenprodukte	Sojabohnen:
Wild	- rot (Azuki)
Geflügel	- grün (Mungbohnen)
Roter Fisch (Lachs)	- schwarz (Mungbohnen)
Weißer Fisch	- gelb (in Tofu, Sojamilch)
Meeresfrüchte	Nüsse
Kuhmilch (-produkte)	Samen
Ziegenmilch (-produkte)	Gemüse
Schafsmilch (-produkte)	Getreide
Ei	

- Kuhmilch bedingt Calcium-Schübe, ist für Schwangere nicht günstig, denn zu große Kinder bereiten bei der Geburt unnötige Schmerzen. Kuhmilch führt auch zu einer Schwächung des Immunsystems, sodass als Folge Heuschnupfen, Allergien und eine Schwächung der Schleimhäute und somit Verschleimung auftreten. Ferner treten auf: Otitis media, Angina tonsillaris, Bronchitis, Verklebung des Blutes (im Dunkelfeld als Geldrollenbildung sichtbar), Schädigung der Darmflora, Belastung der Atemwege und Lunge. Schmerzhafte Arthritis ist Folge von Kuhmilchgenuss.
- Quark: Inhalte wandern in die Herzkranzgefäße und lagern sich in den Gelenken ein.
- Camembert schädigt Pankreas, Leber, Galle (vor allem wenn er auch noch überbacken wird).

- Hartkäse wirkt ungünstig auf Prostata und Unterleib.
- Geflügel – vor allem Hühner- und Putenbrust – ist für den Verzehr besser geeignet als alles andere Fleisch.
- Eier sollte man möglichst gar keine essen, sie bilden Gärgase, führen zu einer Verklebung der Eierstöcke und Eileiter und zu Menstruationsproblemen.
- Muscheln sind stark mit Kadmium und sonstigen Schadstoffen belastet.
- Garnelen führen eine Harnsäurebelastung bzw. Gichtanfälle herbei, die aus Zucht und Nährbecken stammenden sind stark mit Antibiotika belastet.
- Krabben werden mit indiskutablen Methoden gefangen: Durch Absaugung des Meeresbodens wird dieser bleibend geschädigt.
- Tierprodukte sind stark eiweißhaltig, schwer verdaulich. So viel Eiweiß kann unser Körper nicht verwenden oder ausscheiden, diese Produkte bringen uns um. Durch Eiweißüberschüsse entstehen Eiweißspeicherkrankheiten wie Bluthochdruck, Rheuma, Gicht, Bluteindickung, Tinnitus, Hörsturz, Arteriosklerose, Schlaganfall, Herzinfarkt, Parodontose, Fettstoffwechselstörung, Cholesterinerhöhung durch die vielen gesättigten Fettsäuren und nicht zuletzt Allergien, Hautkrankheiten, Autoimmunkrankheiten und die Zuckerkrankheit des Erwachsenen.
- Nierensteine entstehen durch eine stark eiweißhaltige Nahrung, die Harnsäure und vor allem der Calciumspiegel steigen an.
- Tierprodukte tragen zur Krebserkrankung wesentlich bei und zwar durch den hohen Fettanteil, den hohen Cholesterinanteil.
- Das in vielen Käsesorten vorkommende Eiweiß ist oft für die Migräne verantwortlich. Viele fragen sich, woher sie dann ihr Calcium bekommen sollen. Die Antwort lautet: aus dem Rohgetreide und der Rohkost überhaupt.

Ernährungsumstellung in der Praxis

Legen Sie zweimal pro Jahr (im Frühjahr und Herbst) einen Fastenmonat fest, in dem Sie kein Tiereiweiß zu sich nehmen und essen Sie sonst das ganze Jahr über an einem Tag in der Woche keinerlei Tiereiweiß und an den übrigen Tagen nur bei einer Mahlzeit am Tag, allerdings niemals Säugetierfleisch, Kuhmilchprodukte oder Hühnereiprodukte, statt dessen etwas Geflügel, Ziegen- oder Schafskäse, und statt Ei verwenden Sie Eiersatz von der Firma Hammer aus dem Reformhaus.

Kleines Ölbrevier

Alle nativen Pflanzenöle werden nach dem kalten Pressen nur filtriert, nicht des-odoriert. Deshalb bleiben Vitamine, essentielle Fettsäuren und Enzyme weitgehend erhalten.

Zu den einzelnen Ölen:

Leinöl (Linum usitatissimum): Es ist reich an dreifach ungesättigten Fettsäuren, an Alpha-Linolen-Säuren, bevorzugt geeignet zu Cholesterin reduzierender Diät. Der Geschmack ist leicht bitter, die Haltbarkeit kurz (4-6 Wochen). Nicht erhitzen!

Sonnenblumenöl (Helianthus annuus): Es ist reich an zweifach ungesättigten Fettsäuren, 6–9 Monate haltbar. Es ist sehr geeignet zum Ölkauen, Dünsten und für Rohkost, allerdings nicht zum Braten.

Hanföl (Cannabis sativa): Es ist reich an zweifach ungesättigten Fettsäuren enthält bis zu 2 % Gamma-Linolensäure und ist, wenn lichtgeschützt, bis zu 9 Monaten haltbar. Nicht erhitzen, sondern nur für Rohkost verwenden; nussiger Geschmack, heuartiger Geruch.

Rapsöl (Brassica napus): Es ist reich an einfach ungesättigten Fettsäuren, sein Geschmack nussig, lichtgeschützt ist es bis zu einem Jahr haltbar. Geeignet für Dressings und zum Braten, auch für Mayonnaise und Marinade.

Distelöl (Carthamus tinctorius): milder, neutraler Geschmack, hoher Gehalt an mehrfach ungesättigten Fettsäuren, bis 9 Monate haltbar. Es ist in der Diätküche gut einzusetzen, hilfreich bei Stoffwechselerkrankungen. In der kalten Küche verwenden, eventuell zum Dünsten, nicht zum Braten.

Olivenöl: reich an einfach ungesättigten Fettsäuren, in der Diätküche gut einsetzbar (bei Fettstoffwechselstörungen). Lange Haltbarkeit (bis zwei Jahre). Nur für Rohkostsalate, nicht erhitzen.

Erdnussöl: reich an einfach ungesättigten Fettsäuren, nur hoch-vorerhitzt gut zum Braten und Dünsten geeignet.

Weizenkeimöl: Nahrungsergänzung, sehr reich an Vitamin E, ein Teelöffel am Tag ist empfehlenswert (enthält 12,5 mg Vitamin E).

Essēner-Brot

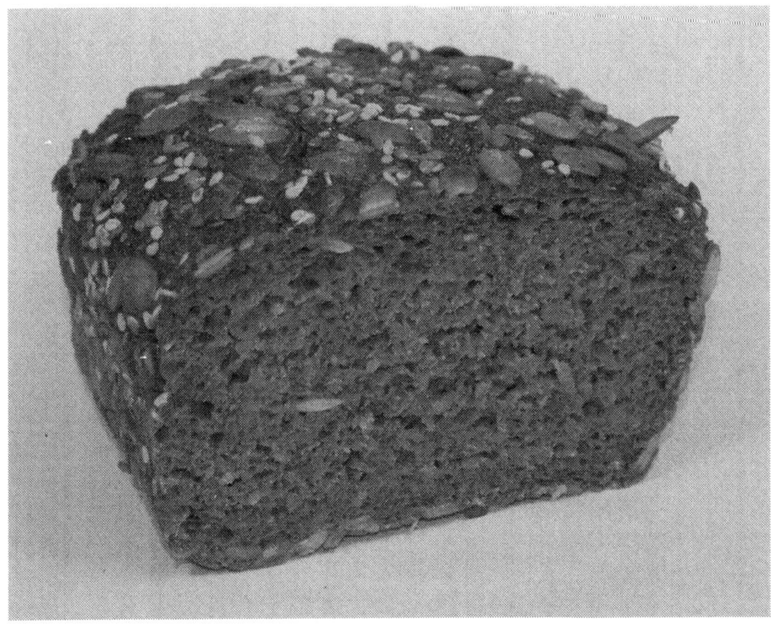

Abbildung 1.1: Quelle: Fritzs (Wikipedia) Essener Brot.

Ein wunderbares Brot, das nicht säuert, ist das Essēner-Brot.

Das lebendige Vollkornbrot, gebacken nach einem Rezept der Essēner (Essäer):

Alle Bestandteile aus kontrolliert biologischem Anbei: Weizen, Roggen, Hafer, Dinkel, Hirse, Leinsaat, Sesam, Sonnenblumenkerne, Honig und Meersalz. 60 % des Getreides (Weizen 100 %) und der Zutaten werden belebt, d. h. in levitiertem Wasser zum Quellen gebracht. Nach ca. 12 Stunden, bevor der Keim sich zeigt, wird das Quellgut mit einer Flockenwalze gequetscht. Vom runden Korn soll der Keimling nur angeregt werden, dadurch enthält er mehr Vitamine und Enzyme. Das Essener-Brot wird mit Sauerteig und sehr wenig (ca. 1 Gramm) Hefeteig zubereitet. Ein Teil des Mahlgutes wird bei warmer Temperatur nur kurze Zeit angesäuert. Dadurch bildet sich dann überwiegend rechtsdrehende Milchsäure und keine Essigsäure. Das ist der Grund für den milden, gar nicht sauer ausgeprägten Geschmack dieses wunderbaren Brotes.

Vertrieb und Versand von Brot und Spezialitäten mit levitiertem Wasser, Yogi und Ayurvedischen Tees von Golden Temple, Strohmatratzen, Fachliteratur u.v.m.:

Horst Kroeger
Unterkatzbach 3
D-83561 Ramerberg

☎ (08039) 408770, Fax 408771
Mobil: (0172) 9096474

`www.essener-brot.com`

Sollte das Brot bei Ihnen nicht zu bekommen sein, lassen Sie es sich zuschicken!

Rezepte – Praxisnah, vegan, schnell, preiswert, wohlschmeckend

- **Nussecken**
  Zutaten für ein kleines Backblech (ca. 24 Stück):
  250 g sehr weiche Margarine, 125 g Rohrzucker, Salz, 125 g gemahlene Haselnüsse, 250 g Dinkelmehl, Backpapier (kein Einfetten des Blechs)

  Zubereitung:
  1. Den Backofen auf 180 Grad vorheizen
  2. Margarine mit Rohrzucker und einer Prise Salz cremig rühren, dann die Nüsse und das Mehl einrieseln lassen, 10 Minuten kräftig rühren (evtl. Küchenmaschine).
  3. Den Kuchenteig etwa fingerdick auf das Backblech streichen und im Backofen (Mitte, Umluft 160 Grad) 15 Minuten goldbraun backen.
  4. Noch heiß in kleine Dreiecke schneiden und abkühlen lassen. Tipp: Schneiden Sie den Kuchen gleich, sonst bricht er.
- Varianten:
  Der Teig kann auch als Grundlage für einen Obstkuchen vom Blech dienen – er wird dann saftiger. Geeignet sind Boskop in Streifen, entsteinte Zwetschgen, Cranberries oder Preiselbeeren.
  Für Exotikecken 125 g Tropicmix (aus dem Reformhaus oder einem gut sortierten Supermarkt) mit einem schweren Messer fein hacken und statt der Nüsse unter den Teig mischen. Den Teig wie angegeben verarbeiten.

Vitaminverlust beim Kochprozess nach F. Wilz

Vitamin	Verlust
Thiamin	25–40 %
Riboflavin	40–48 %
Biotin	bis 72 %
Panthothensäure	bis 44 %
Folsäure	bis 97 %
Inositol	bis 95 %
C	70–80 %
A	10–30 %
D2	gering
E	50 %
B12	45–66 %
Lecithin	vollständig

Basische (bzw. basenüberschüssige) Lebensmittel

Pellkartoffeln, Gemüse, Obst, Salat, Honig, Frischkost, Vollkornbrot, natursaure Nahrungsmittel wie:

- Weißkäse, Dickmilch, Joghurt, Milch (1/4 l),
- rohes Sauerkraut, saure Gurken und saure Bohnen,
- Zitronen und säuerliches Obst

erhöhen den Basenvorrat.

Diese Nahrungsmittel enthalten organische Säuren, die zu Kohlensäure abgebaut und dann ausgeatmet werden. Zurück bleibt der Basenanteil.

Ganz wichtig: Kastanien (-mehl, -brot).

Von den Milchprodukten bitte nur ganz wenig verwenden.

Blutverdünnend wirken:
Ananas, Ananassaft (von der Firma Eden), Apfel mit Schale, jede Frischkost (Nüsse, Samen, Getreide, Obst, Salate, Wasser), Ginseng, Vitamin B und C Präparate, Knoblauch, Bärlauch, Ginko-Präparate, Aderlässe (Blutspenden, wenn Sie sonst gesund sind), Borratschöl-Kapseln, Schwarzkümmelöl, Noni-Saft.

Das Wichtigste:
täglich 1½ Liter Leitungswasser trinken, vor dem Genuss 20 Minuten köcheln.

Cholesterinsenkend wirken:
Ginseng, Knoblauch, Bärlauch, Artischocken (auch Saft), Noni-Saft, Lebertran, Alen (biologisches Getreide-Algen-Pulver), Kanne-Brottrunk.

Ganz wichtig:
4 Äpfel pro Tag.

Biologische Arzneien

- Vitamin C-Infusionen (s. Anhang S. 180)
- Sämtliche Sauerstofftherapien (Ozon s. S. 74 , HOT s. S. 76) ,

Was Sie sonst noch wissen sollten

- Trinken Sie weder Bohnenkaffee noch Schwarztee; es sind Gefäßgifte.
- Legen Sie einen Fasttag pro Woche ein, an dem Sie nichts zu sich nehmen außer **Basesuppe nach Dr. Rau**: Zucchini, Gartenbohnen und Sellerie 20 Min. schonend köcheln, Gemüsereste wegschütten und etwa 5 Tassen Sud pro Tag trinken.
- Tiefkühlkost gehört zur Frischkost, allerdings leidet das Vitamin E am meisten und nach 4 Monaten sind etwa 15 % der Vitalstoffe verloren gegangen, nach einem Jahr etwa 55 %.
- Wenn Sie Ihr Frischgemüse lagern wollen, dann bitte dunkel und kühl. Ein Salat, der drei Tage alt ist, hat 75 % der Vitalstoffe verloren.
- Wärmen Sie nie etwas auf, es muss alles frisch gekocht werden.

- Erhitzen Sie kalt geschlagene Öle nie, verwenden Sie diese bitte nur für Rohkostsalate. Zum Braten verwenden Sie nur Erdnussöl, denn dies ist immer vorerhitzt.
- Essen Sie nur dreimal pro Woche Brot, legen Sie stattdessen eine weitere Gemüsemahlzeit ein.
- Wenn Sie süße Nachspeisen zubereiten wollen, verwenden Sie statt Milch Sahne und Wasser. Bei Milch ist der Eiweißanteil zu hoch.
- Verwenden Sie statt Kochsalz (NaCl) Kräutersalz wegen des erhöhten Krebsrisikos. Kochsalz wirkt schädlich auf die Kapillaren und die Sauerstoffversorgung. Gefäßerkrankungen und Krebs können Folgen vom stark erhöhten Kochsalzgenuss sein.
- Ein großes Übel sind auch die **Transfettsäuren**, „gehärtete" oder „teilweise gehärtete" Fette, welche in Kartoffelchips, Keksen, Croissants, Blätterteig und sonstigem Gebäck vorkommen. Es handelt sich um Sojaöl, Rapsöl oder Palmöl, welches so behandelt wird, dass es bei Raumtemperatur fest ist. Dadurch wird im Körper jede Entzündung gefördert. Vermeiden Sie sowohl Margarine – wie vorher beschrieben – als auch Produkte, die Transfettsäuren enthalten.

Bewegung an frischer Luft

Bewegung, Ausdauertraining in frischer Luft wirkt stark durchblutungsfördernd, die Lymphe wird durchwalkt. Überschüsse von Tiereiweiß werden abgebaut, die Harnsäure und die Blutfettwerte werden gesenkt. Folglich wird das Gewebe besser mit Sauerstoff versorgt.

Durch Muskelarbeit in frischer Luft wird eine Entgiftung über die Ausscheidungsorgane erzielt, das aktive Schwitzen ist ein wesentlicher Aspekt hierbei. Durch die Ausscheidung der Schlackenstoffe über die Haut entsäuert der Körper, der Blutstrom und die Lymphe kommen besser in Fluss. Wo die Körpersäfte fließen, gibt es keinen Stau, keine Entzündung, keine Eindickung von Blut bzw. Lymphe und somit keine Gefäßverstopfung. Die meisten Krankheiten gehen mit einer Übersäuerung einher, dieser wirkt das aktive Schwitzen entgegen – anstrengende Sportarten sollen bei Bluthochdruck allerdings vermieden werden. Die Ausscheidung von Stoffwechselsäuren lässt unseren Urin dann wieder basisch werden, was unbedingt erstrebenswert ist.

Der Dyskrasie, der fehlerhaften Zusammensetzung der Körpersäfte, wirkt Bewegung in frischer Luft entgegen, somit hilft diese, viele chronische Krankheiten zu verhüten. Die körperliche Betätigung in frischer Luft wirkt der Stase, der Stagnation des Bewegungsapparates, entgegen, sogar die Tätigkeit des Darmes wird angeregt, Blut und Lymphe fließen besser, der Nährstofftransport im Körper wird ebenso angekurbelt. Jeder Marsch von mehreren Stunden kann mit einer Blutwäsche verglichen werden. Somit wirkt das Ausdauertraining und die Bewegung in frischer Luft dem Bluthochdruck bzw. dem Herzinfarktrisiko, dem Schlaganfall und anderen Gefäßerkrankungen entgegen.

Schlaf

Immunsystem und Schlaf hängen zusammen, sie sind miteinander verknüpft. Zu wenig Schlaf schwächt das Immunsystem massiv, man wird häufiger akut krank, und auch die chronischen Krankheiten nehmen zu. Jeder hat schon mal den Satz „man schläft sich gesund" gehört. Unser Immunsystem schüttet im Schlaf Stoffe aus, welche Keime wie Viren und Bakterien bekämpfen. Deshalb ist es auch gut, bei Infekten und nach Impfungen viel zu schlafen. 2 von 3 Menschen schlafen schlecht, wenn sie danach gefragt werden. Meist sind es Stress bzw. psychische Probleme, welche den Schlaf stören. Aber immer wieder halten uns auch körperliche Symptome, wie Schmerzen, Herzinsuffizienz oder hormonelle Erkrankungen vom Schlaf ab. Es gibt aus aller Welt Hilfe. Ganz einfach und sehr erfolgreich sind die verschiedenen Wasseranwendungen, die Oberkörperwaschung mit kaltem Wasser, ebenso die Bauchwaschung mit kaltem Wasser. Wassertreten macht nicht nur munter, sondern ist auch schlaffördernd. Vollbäder mit verschiedenen Zusätzen, z. B. Lavendel oder Baldrian, helfen auch sehr gut. Ein Vollbad sollte 10–20 Minuten dauern. Und, wenn man kalte Füße hat, dann sollte ein warmes Fußbad Einsatz finden.

Weiterhin gibt es auch eine Reihe von pflanzlichen Arzneien, welche den Schlaf anstoßen, z. B. Melisse, Passionsblume, Lavendel und Baldrian. Man kann Teemischungen zubereiten, aber auch Fertigarzneien aus der Apotheke beziehen.

Außerdem ist die **Bachblütentherapie** eine ganz besondere Hilfe bei gestressten Patienten. Hier gibt es bei jeder Art von Schlafstörung Hilfe, bei Angst, Unruhe und vielen anderen psychischen Symptomen.

Die Rescue Remedy Tropfen (Notfallmittel von Dr. Bach, s. S. 62) sollten auf jeden Fall 1 Stunde vor dem Zubettgehen zur Anwendung kommen, und zwar 4 Tropfen werden auf die Innenseite der Unterlippe gegeben und auf der Bettkante nochmals 4 Tropfen vorm Schlafenlegen.

Wenn immer die gleichen Gedanken im Kopf kreisen und man kann nicht abschalten, dann sollte man die Bachblüte **White Chestnut** zum Einsatz bringen. 1 Tropfen aus der Stock bottle sollte über der Stirn eingerieben werden, mit ganz leichtem Druck, und auch über jeder Schläfe je 1 Tropfen eingerieben bzw. aufgetupft werden.

Sie können auch selbst eine Einnahmeflasche herstellen. Nehmen Sie ein 30 ml Fläschchen mit Tropfpipette, füllen Sie es zu 2/3 mit stillem Wasser und zu 1/3 mit Himbeergeist oder einer anderen Sorte klarem Obstwasser. Geben Sie von jeder Blüte, wie im Rescue Remedy Mittel beschrieben, je 4 Tropfen hinein. Von dieser Verdünnung werden 4x täglich oder in Notfällen im Abstand von 10 Minuten bis zu einer Stunde je 4 Tropfen auf die Innenseite der Unterlippe gegeben, oder auch auf die Zunge.

Eine weitere Bachblüte, welche oftmals bei Einschlafstörungen benötigt wird, ist die **Mimulus** Blüte, eine der 4 Angstblüten. Bei konkreten Ängsten hilft diese Blüte sehr, sehr gut. Man stellt sich bei dieser Blüte am besten eine Einnahmeflasche her, auch hier wieder wie im vorigen Abschnitt beschrieben 4x je 4 Tropfen einnehmen.

Die Bachblüte **Impatiens** wird sehr oft bei Schlafstörungen eingesetzt. Menschen, die immer in Eile und Hetze leben, welche ungeduldig und nervös sind, denen alles zu langsam geht, brauchen diese Blüte. Man stellt auch hier wieder eine Einnahmeflasche her und nimmt 4x 4 Tropfen pro Tag.

Auch die Blüte **Vervain** hilft immer wieder bei Schlafstörungen. Menschen, die übereifrig sind, die meinen, sie könnten die Welt verbessern und voller Begeisterung und Unternehmenslust sind, brauchen oftmals eine Schlafhilfe. Man kann Vervain mit Impatiens in einer Einnahmeflasche mischen, die Dosierung ist 4x je 4 Tropfen pro Tag.

Cherry Plum ist eine Blüte, welche Menschen brauchen, die ihre Gefühle nicht in den Griff bekommen. Diese Menschen sind schnell unbeherrscht, aufgewühlt und hysterisch, sie sind oftmals kurz vor dem Durchdrehen. Diese Blüte habe ich häufig mit bestem Erfolg eingesetzt. Man kann in eine Einnahmeflasche 5 verschiedene Blüten geben, die Dosierung ist meist 4x je 4 Tropfen am Tag.

Abschließend möchte ich sagen, dass man die Bachblütentherapie sehr gut mit der Einzelmittelhomöopathie kombinieren kann.

Aschner Ab- und Ausleitungsverfahren sind für Hypertoniker eine entlastende Behandlung. Aderlässe bzw. blutiges Schröpfen und das Ansetzen von Blutegeln sind blutdrucksenkende Methoden und geben oftmals große Hilfe, was die Fließeigenschaft des Blutes betrifft und dadurch den Schlaf fördert. Die Sauerstoffutilisation wird stark verbessert.

Ätherische Öle helfen auf ganz natürliche Weise beim Ein- und Durchschlafen.

Lavendel fein, Zedernholzöl, Palmarosa-Öl und Orangen-Öl helfen beim Ein- und Durchschlafen. Man kann diese Öle als Massageöl verwenden, Handinnenflächen und Fußsohlen kann man vor dem Zubettgehen damit einreiben. Auch für Vollbäder sind diese Öle geeignet.

Auch der **Neuraltherapeut** ist manchmal gefragt. Er kann Herde herausfinden, welche die Ursache der Schlafstörung sind, wie z. B. tote Zähne.

Die **individuellste bzw. spezifischste aller Reiztherapien** ist die **Homöopathie**. Je nach Arzneimittelbild kommt z. B. **Coffea arabica** in der Potenz D30 in Frage. Wenn Menschen aufgedreht sind, auch Herzklopfen haben, so wie wenn man viel Kaffee getrunken hat, wenn der Kopf voller Ideen ist, dann hilft Coffea arabica D30, 2 Globuli vor dem Zubettgehen.

Digitalis D2 ist die Arznei, wenn eine Herzinsuffizienz der Auslöser ist. Diese Menschen klagen über Schwindel und fahren im Schlaf hoch.

Cocculus D12: Folgen von Nachtwachen. Diese Menschen sind aufgedreht und finden nicht mehr in ihren normalen Rhythmus zurück.

Sulphur: Katzenschlaf ist der richtige Ausdruck, wenn man die Schlafqualität beschreiben will. Der Patient kann zwischen 2 Uhr und 5 Uhr morgens nicht schlafen. Wenn er aufwacht, ist er sofort munter, wacht oftmals singend auf. Es ist ein ganz oberflächlicher Schlaf, jedes Geräusch weckt den Patienten. Die Dosierung ist Sulphur D30, 2 Globuli 1x abends.

Zincum metallicum: Sehr nervöse Patienten, deren Glieder im Schlaf zucken, die im Schlaf sprechen, deren Beine ganz unruhig sind.

Apis mellifica: Diese Patienten knirschen mit den Zähnen, schreien nachts und fahren während des Schlafes hoch.

Causticum: Schlaflosigkeit oft nach langen Fernsehabenden, die Patienten sind voller Mitgefühl, tagsüber schläfrig, nachts unruhig.

Lachesis: Patienten, die dieses Mittel benötigen, sind am späten Abend hellwach, dann ist ihre beste Zeit, sie finden oft erst gegen Morgen Schlaf. Das Einschlafen ist das Problem, durchschlafen ist unproblematisch. Hier ist die Dosierung Lachesis D12, 2x je 1 Tablette pro Tag.

Oftmals muss auch eine Nosodentherapie zum Einsatz kommen, Luesinum D1000 bzw. Tuberculinum bovinum D1000. Dies muss ein miasmatisch arbeitender Homöopath herausfinden.

Vom Symptom zur Krankheit durch Unterdrückungen

Eine bestimmte Lebensweise und Umwelteinflüsse können helfen, die Bluthochdruckkrankheit nicht zum Ausbruch kommen zu lassen. Hier ist vor allem gemeint das Fasten, die Regulation des Säure-Base-Haushalts, die gesunde Ernährung, Ausdauertraining an der frischen Luft, ausreichendem Schlaf und mögliche Vermeidung von zu viel Stress. Das allerwichtigste ist aber, die Unterdrückung von Symptomen, welche noch keine Krankheit sind, zu vermeiden. Symptome, wie z. B. Hauteffloreszensen – Dornwarzen, Hämangiome –, ein einfacher Schnupfen, Durchfall, Schwitzen sollen nicht unnötig gestoppt werden, es sind Versuche des Körpers, sich von seinen Giftstoffen zu befreien. Entlastungsversuche vom Körper sollen keineswegs unterdrückt werden, da sich anschließend sonst eine tiefer liegende Krankheit, welche noch schlummert, meldet, wie z. B. ein hoher Bluthochdruck. Welch ein Tausch.

Hahnemann hat durch jahrzehntelange Forschung festgestellt, dass die Krankheiten in einem inneren Zusammenhang stehen, dass heutige Erkrankungen ihre Wurzeln bei den Vorfahren haben, oft in einer anderen Erscheinungsform. Die Vorfahren hatten auch schon das gleiche Miasma, die gleiche krank machende Schwäche, z. B. berichten die Vorfahren über rheumatisches Fieber oder Rheumatismus bei Kindern und in der jetzigen Generation finden wir Klumpfüße, Fersensporn und Hüftluxationen. Da die Krankheiten in einem inneren Zusammenhang stehen, ist es das Anliegen dieses Buches, begreiflich zu machen, dass äußere Symptome, die wir noch nicht als Krankheit benennen, z. B. Ulcera der Beine und andere Entzündungen der Haut, nicht unterdrückt werden dürfen. Denn all diesen Symptomen liegt eine krank machende Schwäche, das Miasma, zugrunde. Und, wenn wir äußere Symptome schnell mit chemischen Mitteln, unterdrückenden Naturmitteln oder auch falschen homöopathischen Arzneien, die keinen Bezug zum Miasma, zu der bestimmten krank machenden Schwäche haben, zum Verschwinden bringen wollen, dann meldet sich die dahinter tiefliegende miasmatische Schwäche mit ernsten Erkrankungen. Dies ist ein schlechter Tausch! Wir können genau voraussagen, welche Erkrankung aus der Tiefe an die Oberfläche tritt, wenn wir äußere Symptome unterdrücken, das jeweilige vorherrschende Miasma meldet sich, die Psora, die Sykose, die Syphilis oder die Pseudo-Psora.

Jede Ausscheidung, jeder Hautausschlag und jede Hautunreinheit sind Entlastungsreaktionen des Körpers. Der Körper will sich von Giftstoffen frei machen. Jeder Schnupfen, jeder Durchfall, Schwitzen, Blutungen, egal ob Nasenbluten bei Kindern, Hämorrhoidenblutung, starke Periodenblutungen oder Myomblutungen, alles sind Entlastungsversuche des Körpers und sollen nicht unnötig gestoppt werden. Der Körper entledigt sich seiner Giftstoffe. Er transportiert diese an die Oberfläche, scheidet sie aus und damit wird eine Erkrankung auf der tieferen Ebene verhindert. Man kann Symptome mit chemischen Mitteln als auch durch unnötige Operationen unterdrücken.

Operieren Sie die Hämorrhoiden, weil sie gelegentlich jucken, brennen oder bluten, keinesfalls weg. Lebenslänglich erhöhte Leberwerte sind oftmals die Folge. Und, wenn man ein Ulcus cruris zu schnell schulmedizinisch zum Abheilen bringt, folgt nicht selten nach Monaten ein Schlaganfall oder eine Depression, welch eine Wahl! Operieren Sie die Varizen niemals, auch einen Halux valgus nicht oder Hammerzehen.

Das zugrunde liegende Miasma meldet sich auf jeden Fall und eine tiefliegende Schwäche tritt an die Oberfläche.

Die Unterdrückung mit Chemie ist die häufigste Art. Denken wir nur an die vielen bakteriellen Infektionen. Eine moderne Erkrankung, deren Zahl in den letzten Jahren steil angestiegen ist, ist die chronische Blasenentzündung. Und die Urologen stehen vor einem Rätsel. Häufig entsteht aus einer einmaligen Cystitis eine chronische Form. Etwa 25.000 Patienten sind bundesweit betroffen. Die Ärzte bieten eine chemische Waffe an, das Antibiotikum, und das ist die einzige Therapiemöglichkeit. Die Bakterien sind nach einigen Tagen oder auch Wochen nicht mehr nachweisbar. Aber leider bleibt es nicht dabei, nach einigen Wochen oder Monaten machen die Bakterien in der Blase dem Patienten erneut das Leben schwer.

Und eine andere Warnung: Es betrifft das Fieber.

Wissenswertes über das Fieber

> „Das natürlichste und heute wieder geschätzte Virostatikum ist das Fieber"
>
> *(O. Gsell 1974)*

Viren und Bakterien lösen das Fieber aus. Senkt man das Fieber, begünstigt man das Viruswachstum und den Fortgang der Erkrankung. Das Fieber hemmt die Virussynthese, „bei Fieber von 41 °C hört die Virussynthese praktisch ganz auf" (Prof. Dr. Lothar Wendt). Bei 39 °C werden die Bakterien und Viren schon schwach und immer schwächer, je höher das Fieber steigt. Fieber ist ein gutes Zeichen, was die Gesundheit betrifft. Schwer kranke Menschen, z. B. Krebskranke, können leider nicht mehr fiebern. Schon Jahre bevor die Krebskrankheit bzw. das Autoimmungeschehen ausbricht, beobachten die Patienten, dass sie kein Fieber mehr bei Infektionen bekommen. In der Bio-Med-Klinik in Bad Bergzabern versucht man, durch die moderate Ganzkörperhyperthemie den Körper des Patienten auf 39 °C bis 41 °C aufzuheizen, um eine Immunstimulation zu erreichen. Wenn der Patient 3 Tage hoch fiebern kann, hat er oftmals eine Immunität für das ganze Leben erreicht.

Ich kann mich an viele Fälle in meiner 50-jährigen Praxistätigkeit erinnern.

Wenn das Krankheitsgeschehen mal einen septiformen Verlauf nimmt, dann kann ich die Dreierspritze nach Karl-Heinz Friese (HNO-Arzt, Homöopath) empfehlen:

1 Ampulle Echinacea D4
+ 1 Ampulle Lachesis D12
+ 1 Ampulle Pyrogenium D30
zusammen aufziehens, i.v. spritzen, 1x täglich, 2–3 Tage lang, dann nach Bedarf.

Die Temperatur fällt sehr rasch und das Krankheitsgefühl schwindet.

Alternativ kommt die Waag'sche Bombe in Frage:

1 Ampulle Echinacea comp Heel
+ 1 Ampulle Lachesis D30
+ 1 Ampulle Pyrogenium D20
+ 1 Ampulle Acidum formicum Injeel
zusammen aufziehen, i.v. spritzen, 1x pro Tag, 2–3 Tage lang.

Bei Virusinfekten empfehle ich, zusätzlich 1 Ampulle quentakehl D5, i.m. zu spritzen.

Oral zusätzlich sanukehl serra D6, 2x pro Tag je 10 Tropfen über 4 Wochen einnehmen, bitte mit 2x pro Tag je 5 Tropfen beginnen und nach einigen Tagen bis zu 2x pro Tag je 10 Tropfen zu steigern.

Weitere Möglichkeiten der Fiebersenkung sind bei bestehenden Infekten notakehl D5 Tropfen nach Anweisung, außerdem gripp heel Injektionen und bei viralen Infekten Engystol Injektionen, beide von der Firma Heel.

Die Entsäuerung sollte in Gang gesetzt werden. Es bieten sich alkala-N und Citrokehl an, außerdem das Base-Fasten nach Dr. Rau: 3 Tage fasten und Base-Tee nach Dr. Rau trinken (siehe Anhang S. ??).

Auch Entsäuerungsbäder können zum Einsatz kommen (s. S. 177). Und die Ab- bzw. Ausleitung über den Darm nicht vergessen (Kernseifen-Supp. und Einläufe, siehe Anhang S. 179).

Bei hitzigem, schweißtreibenden Fieber mit hochrotem Kopf und sonst guter Konstitution kann auch einmal ein Aderlass hilfreich sein.

Die Bachblüte Holly kann bei dieser Art von Fieber auch oft große Hilfe sein, 3x pro Tag 1 Tropfen aus der Stock bottle über der Stirn mit leichtem Druck einreiben.

Die Notfalltropfen, Rescue Remedy Tropfen von Dr. Bach, sollte man stets beim Fieber einsetzen, sie entspannen und beruhigen, was gerade für Kinder unbedingt zu empfehlen ist.

Und die individuellste aller Reiztherapien ist die homöopathische Behandlung.

Homöopathische Behandlung bei Fieber

Aconitum napellus ist eine fiebersenkende Arznei, welche zu Beginn der Erkrankung gegeben werden sollte. Es ist ein Anfangsmittel, welches bei großem Durst, plötzlichem, heftigen Fieber ohne Schweiß Einsatz findet.

Belladonna findet Einsatz, wenn der Patient schwitzt, ein rotes Gesicht aber kalte Hände und Füße hat und friert.

Ferrum phosphoricum hilft, wenn Herzklopfen und Nasenbluten das Fieber begleiten, die Kinder spielen als ob nichts wäre.

China: Schüttelfrost, intermittierendes Fieber, Schwäche, Nachtschweiße und Blässe sind charakteristisch.

Apis mellifica: der Patient ist unruhig, bemerkt stechende Schmerzen, schwitzt nicht und ist durstlos.

Eupatorium perfoliatum: Durst, Kopfschmerz, Knochenschmerzen, Schüttelfrost und Zerschlagenheitsgefühl sind führend.

Gelsemium sempervirens: der Patient zittert, friert, ist durstlos, der Puls ist langsam und Kopfschmerzen werden meist beobachtet.

Eine Arznei der Firma sanum hilft, wenn der Ursprung des Fiebers viraler Art ist. Es handelt sich um quentakehl D5 in Tropfenform. Diese können nach Anweisung sowohl eingerieben als auch eingenommen werden, allerdings erst ab dem 12. Lebensjahr. Bei Fieber, ausgelöst durch Herpes-Viren, hatte ich über Jahrzehnte großartige Erfolge.

Die Bach-Blüten-Therapie ist mit der Behandlung mit homöopathischen Einzelmitteln und Nosoden sehr gut kombinierbar.

Fiebersenkende Anwendungen

Die Ableitung über den Darm ist immer zu empfehlen. Ein Kernseifen-Suppositorium sollte bei Kindern 1–3x täglich eingeführt werden (siehe Anhang S. 179), eventuell ist auch ein Einlauf zur Giftausleitung geeignet (siehe Anhang 180).

Wadenwickel sind sehr gut zur Fiebersenkung geeignet (siehe Anhang 179). Maria M. Kettenring empfiehlt 1 TL Meersalz mit 5 Tropfen Zitrone vermischt ins Wasser zu geben und damit die Baumwolltücher zu tränken. Man kann stattdessen auch Rescue Remedy Tropfen ins Wasser geben (ca. 10 Tropfen). Damit habe ich stets prima Erfolge gehabt. Wenn die Füße kalt sind, müssen Sie zuerst für warme Füße sorgen.

Natürliche Schmerzbekämpfung ohne Nebenwirkung

Einige Tipps wie Sie mit Schmerzen umgehen können, um Unterdrückungen zu vermeiden und der Krankheit Bluthochdruck vorzubeugen

Bei Schmerzen geben Sie bitte möglichst keine chemischen Mittel, es bieten sich einige schmerzlindernde Substanzen ohne Nebenwirkungen an, z. B. Serpalgin der Firma Horvi-Chemie. Diese Firma hat seit Jahrzehnten noch ein weiteres Präparat gegen Schmerzen im Angebot, es ist Bufomarin mite/forte. Beide Arzneien sind Enzyme, **Bufomarin mite/forte** ist aus Bufo marinus hergestellt, **Serpalgin** ist ein Enzym-Wirkkomplex aus dem Tiergift der Schlangen Vipera ammodytes, Lachesis muta und Naja tripudians.

Bufomarin mite und Bufomarin forte liegen in Tropfenform vor. Es werden 5x täglich 8–10 Tropfen eingenommen. Es wirkt hervorragend gegen Tumorschmerzen

Serpalgin liegt in Tropfenform und in Ampullen vor, auch als Salbe ist es erhältlich. Bei starken Schmerzen spritzt man täglich 2 Ampullen Serpalgin i.m., bei den Tropfen gibt man täglich 5x 8–10 Tropfen, je nach Beschwerdebild und Konstitution des Patienten. Serpalgin Salbe kann nach Bedarf eingerieben werden. Ich habe mit den Horvi Arzneien sehr gute Erfahrungen gemacht. Viele Patienten konnten im Laufe der Zeit starke Analgetika, wie z. B. Tramal oder Valoron-N, wieder weglassen.

Große Hilfe bringt auch das Anlegen eines **Cantharidenpflasters**. Dieses wird über oder neben der schmerzenden Stelle aufgelegt, je nachdem ob man eine Schmerzaus- oder -ableitung erzielen möchte. Stärkste Schmerzen, in der Tiefe sitzend, bohrend, klopfend, verschwinden oft nach einem Tag und melden sich lebenslänglich nicht mehr.

Der **Baunscheidtismus** hilft bei mehr oberflächlichen Schmerzen, bei Neuritiden (s. Anhang S. **??**).

Die Therapie mit **Milchsäure** bringt oftmals völlige Schmerzfreiheit, bzw. gibt es Erleichterung. Ich habe damit viel gearbeitet und konnte den Menschen helfen.

Kefir, besonders Kefir aus Ziegenmilch, hat eine starke Schmerzwirkung durch Hemmung der Produktion von Arachidonsäure. Im Kaukasus zählt Kefir zu den beliebtesten Heilmitteln mit ganz alter Tradition.

Grüner Tee ist ein basisches Getränk und spielt, da „die Säure die Mutter des Schmerzes" ist, in der Schmerztherapie durch Beeinflussung der Arachidonsäure eine große Rolle.

Phytodolor Tinktur ist bei Schmerzen im Bewegungsapparat gut einsetzbar.

Notakehl ist bei **entzündlichen Schmerzen** zu empfehlen, von der Firma sanum in Tropfen, Ampullen, Tabletten, Kapseln, Salbe und Suppositorien erhältlich, in D4, D5, D6 und D7, die Salbe und Suppositorien als D3. Bei entzündlichen Schmerzen ist der Inhalt der notakehl Kapseln D4 am wirkungsvollsten. In ½ Teelöffel Wasser den Kapselinhalt auflösen und über der Schmerzstelle einreiben.

Mucokehl von der Firma sanum ist bei **krampfartigen Schmerzen** sehr hilfreich. Es liegt als Tropfen, Suppositorien, Tabletten, Kapseln, Salbe und Ampullen im Handel vor. Es ist in der Verdünnung D5, D6 und D7 erhältlich, die Salbe und Suppositorien in D3. Überall, wo Stau ist, z. B. Hämorrhoiden, ist Mucokehl hilfreich.

Von den **Bachblüten** ist auch Hilfe zu erwarten, vor allem ist dies eine äußerst milde Therapie, welche über Monate ihren Einsatz finden kann, wenn die Schmerzen nicht allzu stark sind als alleinige Therapie, ansonsten natürlich zusätzlich.

Es werden z. B. 5 ml Rescue Remedy Tropfen und 1 ml Agrimony in einem Fläschchen mit Pipette oder Tropfeinsatz gemischt, man kann stündlich davon 2 Tropfen auf die Zunge geben, bei Bedarf auch öfter. Dieser Rat stammt von Dr. Blome, der mich unterrichtete.

Dieser Mischung wird in psychischem Ausnahmezuständen 1 ml Sweet Chestnut zugegeben, die Dosierung ist gleich.

Ganz hervorragende Arzneien, die die Schmerzen teilweise ganz wegnehmen, findet man in der **Homöopathie**:

Phytolacca – die Kermesbeere – ist sehr gut für Schmerzen geeignet, welche stechend sind, oftmals gehen die Stiche durch den ganzen Körper. Phytolacca eignet sich sehr gut für Neuritiden. Die Schmerzen schießen ein und sind lanzierend.

Sehr gut hilft auch die Verdünnung von Phytolacca im Verhältnis 1:4, diese Tinktur wird eingerieben. Der Erfolg tritt schnell ein.

Arsenicum album – bei Arsen brennt der Schmerz wie Feuer, der Schmerz kommt oft periodisch, nachts erreichen die Beschwerden ihren Höhepunkt.

Gelsemium – Wilder Jasmin – ist in D30 sehr gut für Neuralgien und Migräne. Einnahme: 3x/Tag je 3 Globuli.

Ranunculus – Knollenhahnenfuß – ist bei pleuritischen Schmerzen und Intercostalneuralgien gut geeignet, auch bei Krebs-Patienten.

Cedron – einschießende, lanzierende Schmerzen, Periodizität ist das Kennzeichen.

Radium bromatum – schwere anhaltende Schmerzen im ganzen Körper, Brennen der Haut. Hilfreich bei Radiumverbrennungen, über Frankreich zu beziehen.

Passiflora incarnata – heftige Schmerzen, verbunden mit Krämpfen, oft handelt es sich um Nervenschmerzen, diese Arznei wirkt sehr beruhigend, hilft beim Einschlafen.

Petasites officinalis – Pestwurz – bei Schmerzen in den Harnwegen und bei Pylorusschmerzen besonders geeignet, aber auch allgemein bei Schmerzen einsetzbar. Damit habe ich oft gute Erfahrung gemacht.

Belladonna – bei entzündungsbedingten Schmerzen mit Klopfen und lokale Rötung.

Aconitum napellus – bei Nervenschmerzen, oft durch kalten Wind verursacht.

Apis mellifica – bei stechenden, oft brennenden Schmerzen, oft bei Blasenentzündung und Nierenbeckenentzündung und auch beim Gerstenkorn, u.s.w.

Cantharis – bei stark brennenden Schmerzen wie Blasenentzündung und Eierstockentzündung, u.s.w.

Chelidonium – Schmerzen im Leber-Gallenbereich, starke Blähungen und Schmerzen unter dem rechten Schulterblatt.

Colocynthis – krampfartige Schmerzen, oftmals im Bauch, im Ischiasbereich und in der Blasengegend, Brennen in der Urethra bei Blasenentzündung.

Magnesium phosphoricum – krampfartige Schmerzen im Bauch, in der Hüfte und in den Muskeln, Wärme bessert.

Kalmia latifolia – ist ein Rheumamittel, heftige Neuralgien kommen vor, Schmerzen in den Gesichtsknochen.

Lac caninum – Schmerzen, welche ständig die Seite wechseln. Es können rheumatische Schmerzen sein im Rücken und in den Extremitäten, aber auch die Tonsillitis wechselt von Seite zu Seite.

Ledum palustre – Schmerzen von Gichtknoten, bei rheumatischem Schmerz in den kleinen Gelenken, Verschlechterung von Wärme, stark schmerzende Hämorrhoiden.

Aurum metallicum – Knochenschmerzen nachts, Kopfschmerzen auch nachts schlimmer.

Sulphur – brennende Schmerzen und Reißen in Armen und Händen, ziehende Schmerzen zwischen den Schulterblättern und rheumatische Schmerzen in der linken Schulter.

Bryonia – stechende und reißende Schmerzen, oftmals im Nacken, im Kreuz und in den Extremitäten, Verschlimmerung in Bewegung, Besserung in Ruhe.

Rhus toxicodendron – Kreuzschmerzen, reißende Schmerzen in Muskeln, Sehnen, Bändern und Gelenken, in Bewegung besser.

Kalium carbonicum – stechende Schmerzen im Rücken, in der rechten Schulter, in der Hüfte und in den Knien.

Medorrhinum Nosode – brennende Schmerzen an Fußsohlen und Händen, Rückenschmerz mit brennender Hitze.

Magnesium phosphoricum – gegen krampfartige Schmerzen, auch neuralgische Schmerzen und Kopfschmerzen. Hilft bei Blähungen. Bei Koliken vor der Menses gut einsetzbar.

Dosierung: Magnesium phosphoricum D6: alle 15 Minuten je 1 Tablette lutschen bis zur Besserung, dann 3x pro Tag je 1 Tablette.

Gnaphalium polycephalum – bei stechenden Neuralgien, oft nach Ischiasneuritis.

Argentum nitricum – Neuralgien im Kopfbereich.

Mezereum – neuralgische Schmerzen, oft ausgelöst durch den Herpes zoster Virus.

Silicea – Schmerzen in den Extremitäten, häufig linksseitig.

Schmerzbekämpfung durch Hypnose – eine völlig nebenwirkungsfreie Behandlung – die Selbstheilung wird angeregt.

2 Hypotonie – Niedriger Blutdruck

Die drei wichtigsten Säulen in der Behandlung der Hypotonie sind die **Wassertherapie nach Pfarrer Sebastian Kneipp** (s. auch S. 49), die **Eigenbluttherapie** (s. auch S. 75) und die **Homöopathie** (s. Seite 47).

Dies sind Reiztherapien, wobei die Behandlung mit homöopathischen Einzelmitteln die individuellste aller Reiztherapien ist. Bei allen drei Behandlungsarten werden die Selbstheilungskräfte angeregt, denn ohne die Selbstheilung wird der Mensch niemals gesund.

Kneipp'sche Anwendungen

Bei niedrigem Blutdruck sind die Anwendungen **Güsse, Bäder und Waschungen am Oberkörper** am erfolgreichsten.

Der kalte Armguss ist als Einstieg, wenn man von der Wassertherapie nach Kneipp Hilfe bekommen möchte, sehr, sehr gut geeignet. Als nächstes ist dann **das kalte Armbad** zu empfehlen. Es vertreibt die Müdigkeit, ist leistungssteigernd, beruhigt und regt gleichzeitig an, es ist psychovegetativ ausgleichend. Bei niedrigem Blutdruck tun sowohl der kalte Armguss als auch das Armbad gute Dienste.

Kontraindikation: Nervenentzündungen bzw. rheumatische Erkrankungen am Oberkörper.

Als weiteres ist die **Ganzkörperwaschung** mit kaltem Wasser nach Kneipp bestens geeignet, diese regt an, erfrischt und ist blutdrucksteigernd. Nebenwirkungen und Gegenindikationen gibt es praktisch nicht. Die Waschungen können zu jeder Tageszeit durchgeführt werden, am besten morgens direkt nach der Bettruhe. Innerhalb von wenigen Minuten soll die Waschung durchgeführt werden, damit der Körper nicht auskühlt (siehe S. 178).

Auch **Wassertreten** ist geeignet. Es ist blutdrucksteigernd und vertreibt die Symptome wie Kopfschmerzen, Konzentrationsstörungen, Gedächtnisstörungen und depressive Verstimmungen.

Kontraindikation: akute Cystitis, Nervenentzündung am Bein.

Der kalte Knie- und Schenkelguss (siehe S. 179) helfen auch, sie sind blutdruckregulierend, aber die Anwendungen oberhalb der Gürtellinie sind am erfolgreichsten. Weiterhin kann auch Tau- und Schneelaufen ins Programm mit einbezogen werden.

Am besten lassen Sie sich von einem erfahrenen Badearzt beraten. Es besteht die Möglichkeit in Bad Wörishofen, für eine Woche einen Schnupperkurs zu belegen. Dort erstellt Ihnen ein erfahrener Kneipp-Arzt ein Programm, was Sie problemlos zu Hause ohne Nebenwirkungen durchführen können, denn auch beim Kneippen sind sehr grobe Fehler, die Ihnen schaden können, nicht ausgeschlossen.

Die Eigenblutbehandlung bei niedrigem Blutdruck

Die Eigenbluttherapie ist eine Reiztherapie, eine Umstimmungstherapie. Das Eigenblut kann man auf verschiedene Arten applizieren, z. B. subcutan, intramuskulär, intrakutan oder auch als potenziertes Eigenblut. Man kann das Eigenblut auch ultraviolett bestrahlen mit dem Hämaktivator nach Dr. Höveler. Durch das aktivierte Eigenblut wird ein Reiz gesetzt, der Körper antwortet durch Aktivierung der Selbstheilungskräfte. Die Abwehrlage wird verbessert.

Bei niedrigem Blutdruck empfiehlt es sich 3,0 ml Eigenblut aus der Vene zu entnehmen und ins Gesäß intramuskulär zu spritzen, 2x pro Woche, 5 Wochen lang, später 1x pro Woche über Monate, je nach Entwicklung. Dem Eigenblut können – je nach Beschwerdebild – homöopathische Einzelmittel zugesetzt werden, oder auch Naturheilmittel, Organpräparate bzw. Nosoden. Auch hier werden die Selbstheilungskräfte mobilisiert.

Einzelmittelhomöopathie

Die spezifischste und individuellste aller Reiztherapien ist die Einzelmittelhomöopathie. Es kommen folgende Präparate in Frage:

Aurum metallicum D12/D30 – Herzangst, schwaches Gedächtnis, Selbstmordneigung, Lebensüberdruss, schwacher, rascher unregelmäßiger Puls und Atemnot kommen häufig vor, wenn der Patient mit niedrigem Blutdruck oder auch hohem Blutdruck diese Arznei braucht.

Tabacum D30 – wird eingesetzt bei Patienten mit Schwindel, Blässe, Schweiß, Übelkeit, Schlaflosigkeit und Kollaps.

Gelsemium D6/D30 – Zittern, Schwindel, Benommenheit, Lähmung und völlige Entkräftung sind Leitsymptome.

Veratrum album D6/D30 – Patienten klagen über eisige Kälte und Schwäche. Ein totales Kollapsbild findet man vor. Kalter Schweiß, Erbrechen und Durchfall sind vorherrschend. Die Haut ist kalt, feucht und blau.

Arsenicum album D6/D30 – große Erschöpfung und Schwäche. Angst und Unruhe mit kaltem Schweiß sind führend. Kopfschmerzen und im allgemeinen brennende Schmerzen sind charakteristisch.

Kalium carbonicum D12/D30 – passt für schwache Patienten mit viel Schweißbildung und Rückenschmerz, Kopfschmerzen und Schwindel. Charakteristisch ist ein rascher, aber schwacher Puls.

Lachesis D12 – Schwäche, Blässe, Herzklopfen, Zyanose, unregelmäßiger Puls, morgendliche Verschlimmerung, Ischias rechts, die Haut sieht bläulich aus. Dies sind typische Leitsymptome bei Patienten, die Lachesis benötigen.

Crataegus D2 – Schwindel, schwacher Puls, niedriger Blutdruck, Neigung zu Kollaps, Anämie, Ödeme, kalte Extremitäten, Blässe und unregelmäßiger Puls sind typisch.

3 Mobilisieren der Selbstheilungskräfte

Die Wassertherapie nach Pfarrer Sebastian Kneipp

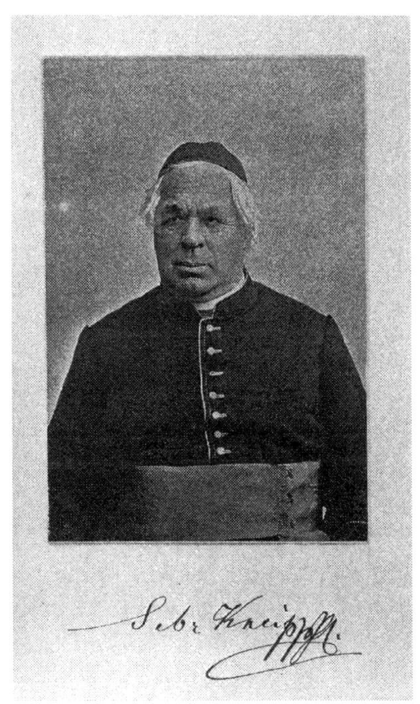

CC BY-4.0 (Wellcome). Porträt von Sebastian Kneipp

Pfarrer Sebastian Kneipp lebte von 1821 bis 1897. Er ist der Begründer der Wasserkur, einer naturheilkundlichen Behandlungsmethode. Verschiedene Wasseranwendungen – wie Wassertreten, Güsse, Bäder, Wickel, Waschungen – sind Kernstücke dieser Lehre. Weiterhin ist das Kneipp'sche System durch seine fünf Säulen bekannt:

- Wasseranwendungen
- Heilkräuter
- Bewegung
- Gesunde Ernährung
- Lebensordnung

Hier wollen wir uns mit seiner Wasserkur befassen, welche heute, über 125 Jahre nach dem Ableben von Sebastian Kneipp, noch genauso aktuell ist wie zu seiner Zeit.

Die Wasseranwendungen mobilisieren in erster Linie die Selbstheilungskräfte. Der Kältereiz des Wassers veranlasst den Körper zu einer aktiven Erwärmung, welche nicht mit einer von außen zugebrachten Wärme vergleichbar ist. Das kalte Wasser erfrischt, belebt und fördert durch die reaktive Hyperämie die Durchblutung. Die Leukozyten, die Polizei des Körpers, werden vermehrt. Die Kaltanwendungen stärken das Immunsystem. Bei bestehendem Bluthochdruck sind die Kneipp'schen Anwendungen sehr empfehlenswert. Ganzkörperwaschungen, 1x am Tag mit kaltem Wasser, so kalt wie möglich, Wassertreten und kalte Anwendungen wie Güsse in der unteren Körperhälfte sind blutdrucksenkend.

Das vegetative Nervensystem wird gestärkt.

Durch die Kältereize bei Kaltanwendungen wird der Körper abgehärtet, nach mehrfachen Anwendungen kommt es zu einer geringeren Ausschüttung von Stresshormonen. Nach einer 3-wöchigen Kneippkur fühlen sich die Patienten wesentlich stärker, auch psychisch. Stress ist ja für viele Krankheiten verantwortlich, auch für den Anstieg der Blutdruckwerte. Die Menschen lassen sich nach regelmäßigen Kaltwasseranwendungen viel weniger stressen.

Wasseranwendungen im unteren Körperbereich wirken sich auf die Höhe des Blutdrucks aus.

Wechselgüsse, kalte wie warme Güsse, sind am wirksamsten. Sie sind ein wunderbares Gefäßtraining. Der Temperaturreiz, von kalt zu warm oder von warm nach kalt, bewirkt eine Immunantwort. Es werden Abwehrzellen gebildet. Das Kältesignal sorgt für eine Erhöhung der Leukozyten, der Polizei im Körper.

Schenkelgüsse und Kniegüsse lassen die Blutdruckwerte purzeln. Diese Güsse werden als Wechselgüsse durchgeführt, einige Minuten warm und nur einige wenige Sekunden kalt, so kalt wie möglich. Mit einem kalten Guss endet der Vorgang (Anhang S. 179).

Kaltwaschungen stärken das vegetative Nervensystem. Sie können zu jeder Tageszeit durchgeführt werden. Kalte Ganzkörperwaschungen stabilisieren den Kreislauf, wirken auf das vegetative Nervensystem, stimulieren die Abwehrzellen, die Leukozyten und sind am Abend schlaffördernd. Sie können dem kalten Wasser jederzeit Apfelessig zugeben, der Apfelessig kühlt. Dies ist ein Tipp von Dr. Hans Gasperl.

Beide Anwendungen, sowohl die Kaltwaschungen als auch die Güsse, regen die Selbstheilungskräfte an. Ohne Selbstheilung läuft in der Medizin nichts, es gibt keine Heilung, sondern nur eine Symptombefreiung durch Unterdrückung. Ihre Blutdruckwerte werden auf diese Weise dauerhaft sinken. Dies ist meine über 50-jährige Erfahrung.

Auch die Arteriosklerose, die Herzinsuffizienz, die koronare Herzkrankheit und die Claudicatio intermittens müssen nicht einfach hingenommen werden. Wechselwarme Güsse, Wechselbäder oder temperaturansteigende Armbäder sind bei Gefäßerkrankungen sehr hilfreich. Auch das Schwimmen, vor allem im Freien, ist zu empfehlen. Kurz dauernde Kaltanwendungen sind durchblutungsfördernd, die Gefäße werden trainiert, es kommt zu Abhärtung. Die Gefäße verkalken erheblich weniger. Der Arteriosklerose wird vorgebeugt.

Bei der Arteriosklerose sind temperaturansteigende Armbäder hilfreich, Ganzkörperwaschungen mit kaltem Wasser, Knie- und Schenkelgüsse und wechselwarme Fußbäder. Rosmarin ist als Zusatz empfehlenswert.

Bei der Herzinsuffizienz sind temperaturansteigende Armbäder zu raten, auch in Form von Kompressen.

Bei der koronaren Herzkrankheit wirken sich ebenfalls temperaturansteigende Armbäder gut aus, wiederum auch in Form von Kompressen, die Durchblutung am Herz wird verbessert. Warme Fußbäder sind auch sehr hilfreich. Kaltwaschungen härten sehr gut ab, aber Vorsicht im Herzbereich (linker Arm, linke Brustseite).

Bei der Claudicatio intermittens helfen Wechselgüsse, Kniegüsse sowie Schenkelgüsse und wechselwarme Fußbäder mit einem Zusatz von Rosmarin.

Güsse sind eine sehr zentrale Anwendungsform bei der Kneipp'schen Hydrotherapie. Diese können meist auch bei älteren geschwächten Menschen durchgeführt werden. Sie zählen zu den sogenannten kleineren Kaltwasseranwendungen.

Hypnose

Der Bewusstseinszustand, welcher während der Hypnose verändert ist, kennzeichnet sich durch eine tiefe Entspannung. Man ist offen für Fremdeinflüsse. Ruhe und Entspannung sind die Voraussetzung für das Wirken der Selbstheilungskräfte und diese werden während der Hypnose massiv angeregt. Deshalb hilft die Hypnose nicht nur bei Schmerzen jeder Art, sondern auch bei Asthma, beim Reizdarm, bei Hautausschlägen, bei Heuschnupfen, Suchterkrankungen sondern auch bei Hypertonie. Hypnose ist mittlerweile als eine wirksame Heilmethode bei vielen Problemen anerkannt. In den folgenden Kapiteln wird die Hypnose-Therapie zur Blutdrucksenkung eingesetzt. Während einer Hypnose-Sitzung fällt der Blutdruckwert um 5 mmHg.

Sanum-Therapie

Die Behandlung mit sanum Arzneimitteln geht auf Prof. Enderlein zurück, er lebte zu Beginn des 20. Jahrhunderts. Er beschrieb, dass im Blut Mikroben existieren – durch die Dunkelfeldmikroskopie sichtbar gemacht –, welche am Immunsystem beteiligt sind und vor allem für die Durchblutung, den Blutfluss, verwantwortlich sind. Nach Prof. Enderlein ist das Milieu ausschlaggebend, ob ein Organismus Selbstheilungskräfte entwickeln kann, die dann die Krankheit besiegen oder nicht. Ein ausgewogenes Säure-Base Gleichgewicht ist für einen gesunden Organismus unentbehrlich, Schwankungen des pH-Wertes im Blut in den alkalischen Bereich haben im Gewebe eine massive Übersäurerung zur Folge, diese fördert alle Zivilisationskrankheiten wie Rheuma, Diabetes mell., Hypertonie, Parodontose, chron. rez. Infekte usw. Die Ursache für Übersäuerung ist in der Eiweißmast zu suchen, außerdem ist der hohe Zuckerkonsum und der hohe Anteil an Weißmehl dafür verantwortlich. Eiweißreduzierung und Einschränkung von Zucker und Weißmehl tragen viel dazu bei, den gestörten Stoffwechsel wieder in Ordnung zu bringen.

Das allerwichtigste sanum-Präparat, welches bei Bluthochdruck Einsatz findet ist Mucokehl. Bei allen Krankheiten des Blutes und Gefäßsystems bringt es zuverlässige Hilfe. Als Prophylaxe vom apoplektischen Insult, Herzinfarkt und sämtlichen Prozessen, welche mit Stau verbunden sind, findet es Einsatz. Seine Wirkung wird durch die gleichzeitige Gabe von sanuvis massiv verstärkt. Mucokehl ist in Tropfenform, als Tabletten, Kapseln, Zäpfchen, auch als Salbe sowie als Augentropfen und in Ampullen erhältlich.

Mucokehl läßt die Körpersäfte wieder fließen, die Erythrozytenzusammenballungen lösen sich auf, die Geldrollenbildung, welche in der Dunkelfeldmikroskopie zu sehen ist, verschwindet. Die Flexibilität, nicht nur der Erys, sondern auch der Thrombozyten wird wieder hergestellt. Thrombozytenaggregationen und die Fibrinkonzentration werden geringer. Die Sauerstoffutilisation wird verbessert, dadurch wird das Arterioskleroserisiko gesenkt.

Ein weiteres Präparat, welches bei Bluthochdruck gute Dienste leistet ist die Arznei Aspergillus oryzae in Tropfenform von der Firma sanum. Ich habe dies über Jahrzehnte bei Hypertonie und Coronarsklerose eingesetzt. Die Erfolge waren hervorragend.

Neuraltherapie nach Huneke

Die Neuraltherapie geht auf die Brüder Dr. Ferdinand und Dr. Walter Huneke zurück, welche im 20. Jahrhundert lebten. Die Neuraltherapie ist eine Regulationstherapie. Auch hier werden wieder die Selbstheilungskräfte mobilisiert. Aber auf welche Weise geschieht dies bei dieser Behandlung? Über das vegetative Nervensystem erreicht man durch Injektion eines Lokalanaesthetikums, Procain bzw. Lidocain, durch Fernwirkung eine oftmals lebenslange Heilung. Eine Selbstheilung wird auf diese Weise in Gang gesetzt. Heute verwendet man Impletol, Coffein ist hierbei dem Procain zugesetzt. Die Fernwirkung des Anaesthetikums kann sich im ganzen Körper abspielen.

Dr. Ferdinand Huneke spritze 1925 seiner Schwester, welche an therapieresistenter Migräne litt und viele Sondermethoden aus der Komplimentärmedizin versucht hatte, eine Ampulle Atophanyl intravenös. Die Migräne war augenblicklich auf Dauer geheilt.

Die Neuraltherapie wurde von den Brüdern Huneke weiterentwickelt.

Man unterteilt die Neuraltherapie in eine Segmenttherapie und eine Störfeldtherapie.

Bei der Segmenttherapie nutzt man den Zusammenhang zwischen inneren Organen und deren Projektion auf die Haut. Die Gallenblase erreicht man, wenn man z. B. eine Quaddel in die Haut über der rechten Schulter setzt. Die rechte Schulter steht über Nerven mit der Gallenblase in Verbindung, bei Patienten, welche an einer Gallenblasenentzündung leiden, strahlt die Gallenblase in die rechte Schulter und die Patienten hatten oftmals nur Schulterbeschwerden. Nach Setzen der Quaddel in die Haut über der rechten Schulter verschwinden die Gallenschmerzen oft augenblicklich. Das vegetative Nervensystem ist hierbei der Dreh- und Angelpunkt.

Bei der Störfeldtherapie wird der Patient auf eventuelle Störfelder untersucht. Zahnherde, chronische Sinusitis, chronische Tonsillitis, chronische Cholecystitis und Narben sind die häufigsten Störfelder, welche auszuschalten sind. Eine Herdsanierung ist dann nötig. Die Schlafstörungen verschwinden dann oft augenblicklich. Manchmal ist der Gang zum Neuraltherapeuten unerlässlich.

Über eventuelle Komplikationen wird jeder Patient von seinem Neuraltherapeuten aufgeklärt. Jeder Neuraltherapeut hat eine lange, oft 2-jährige Ausbildung absolviert.

Bei der Störfeldtherapie werden Störfelder ausgeschaltet bzw. Herde saniert. Störfelder können z. B. Zahnherde sein, Narben, Nebenhöhlenentzündungen bzw. eine chronische Tonsillitis. Die Untersuchung auf eventuell vorhandene Störfelder sollte vor jeder Behandlung erfolgen. Schon mancher Bluthochdruck verschwand durch Ausschaltung eines Störfelds.

Die australischen Busch-Blüten

Blütenessenzen, sowohl die Bach-Blüten als auch die kalifornischen bzw. australischen Blüten stoßen ausschließlich die Selbstheilungskräfte des Menschen an. Es ist eine nebenwirkungsfrei Therapie. Bei dieser Behandlung wird nicht das äußere Symptom sondern die dahinter liegende Schwäche behandelt, welche im seelischen Bereich zu suchen ist. Blockaden werden gelöst und negative Gedankenmuster harmonisiert. Oftmals verschwindet das körperliche Symptom schon nach Tagen, besonders bei Kindern, manchmal muss man bei Erwachsenen auch Wochen bis Monate Geduld haben.

Die australischen Busch-Blüten sind als Ergänzung und Vertiefung der Bach-Blüten-Therapie zu verstehen. Bei den Bach-Blüten ist es günstiger, etwa 3–6 verschiedene Blütenessenzen zu mischen, bei den australischen Essenzen kann sich oft eine einzige Blüte besser entfalten, ähnlich wie in der Einzelmittelhomöopathie. Die Einzelessenz kann durch ein langes Gespräch oder mit Hilfe der Kinesiologie ermittelt werden.

Ian White, Heilpraktiker in Australien, ist Begründer dieser Therapie. Seit fünf Generationen gibt es in seiner Familie Naturheilkundler, welche sich auf die australische Pflanzenheilkunde spezialisiert haben und das Wissen auch an ihn weitergegeben haben. Es gibt insgesamt 69 australische Busch-Blüten-Essenzen.

Folgende Blütenessenzen haben sich für die Behandlung des Bluthochdrucks bewährt:

Isopogon gehört zu der Proteaceae-Familie, ein bis 3 m hoher Strauch mit gelben Blüten.

Dagger Hakea gehört ebenfalls zur Proteaceae-Familie, ein bis 3 m hoher Strauch mit weißen Blüten und einem Duft, der an Honig und Zimt erinnert.

Red Grevillea, ein buschiger Strauch, bis 2 m hoch, wächst nördlich von Sidney, ein sehr hübscher Strauch, die Blüten wachsen in großen, runden Trauben.

Wild Potato Bush, eine Solanumart, zu der auch die Tomate und Kartoffel gehört. Wild Potato ist nicht essbar!

Üblicherweise stellt man eine Einnahmeflasche her, eine 15 ml Tropfflasche wird zu ¾ mit Quellwasser oder Wasser aus einer Heilquelle und zu ¼ mit Cognac (zur Konservierung) oder Apfelessig gefüllt. Man kann, falls nötig, 5 verschiedene Essenzen miteinander kombinieren, jedoch wirkt oftmals eine Einzelessenz besser. Diese deckt aber heutzutage des Öfteren nicht die ganze Anzahl der Beschwerden ab.

Aus der Einnahmeflasche werden morgens und abends je 7 Tropfen unter Zunge gebracht. Man kann diese Tropfen auch in ein Glas Wasser geben und schluckweise trinken. Selbstverständlich kann man die Essenzen auch ins Badewasser geben oder zur Herstellung von Salben und Lotionen verwenden.

Bei Migräne, hohem und auch niedrigem Blutdruck und bei Morbus Menière hatte ich mit den australischen Buschblüten sehr gute Erfolge. Die Behandlung mit den australischen Buschblüten lässt sich gut mit der Einzelmittelhomöopathie kombinieren. Blockaden werden gelöst und negative Gemütszustände harmonisiert, wie dies auch in der Einzelmittelhomöopathie geschieht. Nach 14-tägiger Einnahme mussten die Patienten über die Wirkung der Blütenessenzen berichten, oftmals war schon nach dieser kurzen Einnahmezeit eine deutliche Besserung zu verzeichnen, manchmal musste man auch noch einige Wochen Geduld aufbringen.

Hier einzelne Busch-Blüten-Essenzen, welche meinen Patienten bei Bluthochdruck halfen, wenn entsprechende negative Gedankenmuster vorlagen:

Isopogon – diese Blütenessenz hilft Menschen, die nichts aus ihrer Vergangenheit lernen. Sie machen immer wieder Fehler und korrigieren diese dann unmittelbar. Sie haben oftmals einen Kontrollzwang. Sie dominieren andere, sind intolerant und tyrannisch und wollen andere beherrschen. Diese Essenz hilft aus der Vergangenheit zu lernen, hilft dem Menschen weise, tolerant und flexibel mit anderen umzugehen.

Dagger Hakea – Zorn, Groll, Verbitterung und Wut werden durch diese Blütenessenz aufgelöst. Der Verzeihungsprozess, den Groll loszulassen, dauert eine Zeitlang, man muss die Blütenessenz etwa 1 Woche vor dem „Vergebungs-Prozess" zur Anwendung bringen. Und auch noch 1 Woche danach. Man ist dann sehr erleichtert, der Vergebungs-Prozess lässt die körperlichen Symptome schwinden. Ian White beschreibt die besondere Wirkung bei Gallensteinen.

Red Grevillea – hilft Menschen aus verfahrenen Situationen herauszukommen. Sie gibt Mut und Kraft, solche Situationen zu verlassen und entschlossen zu handeln, z. B. eine Stellung zu kündigen oder eine Beziehung zu beenden, wozu man vor der Einnahme der Red Grevillea Busch-Essenz nicht fähig war.

Wild Potato – ist geeignet für Menschen, denen der eigene Körper zur Last geworden ist, sie fühlen sich durch ihren eigenen Körper sehr eingeschränkt. Sie sind frustriert. Wild Potato gibt ihnen die Fähigkeit zur Weiterentwicklung. Sie werden vitaler, fühlen sich freier und beginnen sich weiter zu entwickeln.

Diese 4 genannten Busch-Essenzen wirken auf den erhöhten Blutdruck ein, wenn ein entsprechender negativer Seelenzustand zugrunde liegt. Es werden ausschließlich die Selbstheilungskräfte mobilisiert.

Die Auswahl der Blüten erfolgt wie vorne beschrieben durch ausführliche Gespräche und zusätzlich oftmals mit Hilfe der Kinesiologie.

Behandlung mit ätherischen Ölen

Ätherische Öle sind Pflanzenextrakte und zählen zu den sekundären Pflanzenstoffen. Die ätherischen Öle befinden sich in den Öldrüsen der Pflanzen. Diese sind in den verschiedensten Pflanzenteilen vorhanden, wie z. B. Blüten, Blättern und Wurzeln. Die Öle sind leicht flüchtig und sind nicht mit den üblichen Ölen vergleichbar. Sie verdunsten rückstandslos. Ätherische Öle werden in der Komplementärmedizin zur Behandlung ganz verschiedener Erkrankungen eingesetzt, sowohl gegen körperliche als auch psychische Beschwerden. Die Öle werden im folgenden bei Bluthochdruck zur Anwendung kommen. Die Behandlung ist risikoarm. Allergiker und Asthmatiker müssen vorsichtig sein.

Ätherische Öle wirken, indem sie die Selbstheilung des Körpers in Gang setzen. Sie sind vielseitig einsetzbar, als Raumduftöl, zur Inhalation, als Badezusatz, zur Mundspülung und auch zum Einnehmen gibt es Rezepturen. Ich empfehle, die folgenden Öle als Duftöl für Räume oder als Badezusatz anzuwenden.

Einzelne sehr bekannte Öle, welche ich in meiner 50-jährigen Praxis mit Erfolg bei Bluthochdruck eingesetzt habe:

Amyris – es handelt sich um einen kleinen Baum aus Westindien, immergrün und buschig. Die Hauptindikationen für das leicht gelbliche, dickflüssige Öl sind unter anderem Unruhe, Stress und Schlafstörungen, welche zu Bluthochdruck führen.

Johanniskraut – diese 0,3–1 m hohe Pflanze findet man an Wegrändern. Das ätherische Öl wirkt stark entspannend und senkt den Blutdruck leicht.

Zitrone – der Zitronenbaum gehört zu den Rautengewächsen und wächst im Mittelmeerraum. Das Zitronenöl wirkt beruhigend, blutdrucksenkend und durchblutungsfördernd. Außerdem wird es gegen Arteriosklerose eingesetzt.

Ylang-Ylang – dieser Baum wächst 10–30 m hoch auf den Philippinen und Komoren und auf Madagaskar. Ein ausgleichender und schlaffördernder Effekt wird dem ätherischen Öl zugeschrieben. Glückshormone werden ausgeschüttet. Die Unruhe verschwindet, die Blutdruckwerte sinken leicht.

Rosenholz – diese Edelhölzer sind in den Tropen und auf den Komoren heimisch. Das ätherische Öl aus dem Wurzelholz wirkt beruhigend und allgemein harmonisierend, stressbedingte Blutdruckwerte purzeln leicht. Schlafstörungen, Überreiztheit und Angstzustände werden gelindert.

Lavendel – der Strauch ist im Mittelmeerraum heimisch, wächst aber auch bei uns im Garten. Bei Schwindel, Kopfschmerzen, Migräne und bei Bluthochdruck wird das ätherische Öl eingesetzt. Man kann den Lavendel sehr vielseitig verwenden, z. B. bei depressiven Verstimmungen, Unruhe, Anst und Schlafstörung. Er ist auch bekannt durch seine wundheilende Wirkung.

Melisse – die winterharte Staude ist im östlichen Mittelmeerraum beheimatet und duftet intensiv. Das Öl wirkt beruhigend, schlaffördernd, schmerzstillend, krampflösend und blutdrucksenkend.

Majoran – ist eine Wildpflanze, ein bekannter Lippenblütler, und kommt in Ägypten, Vorderindien, Ungarn und Deutschland vor. Das ätherische Öl hilft bei Unruhe, Stress, Schlafstörungen und bei hohem Blutdruck. Kopfschmerzen und Migräne sowie krampfartige Bronchitis und krampfartige Menstruationsbeschwerden gehören auch zum Einsatzgebiet.

Knoblauch – ein sehr bekanntes Küchengewürz, ursprünglich aus der Provence stammend, wird mit der Duftlampe gegen Bluthochdruck und Gefäßverhaltung eingesetzt. Diese Wirkung kann man nicht erzielen, indem man die Knoblauchzehen mit der Nahrung aufnimmt.

Man kann die entsprechenden Öle auch auf die Reflexzonen, z. B. den Fußsohlen auftragen. Damit habe ich über Jahrzehnte sehr gute Erfahrung gemacht.

Die Bach-Blüten-Therapie

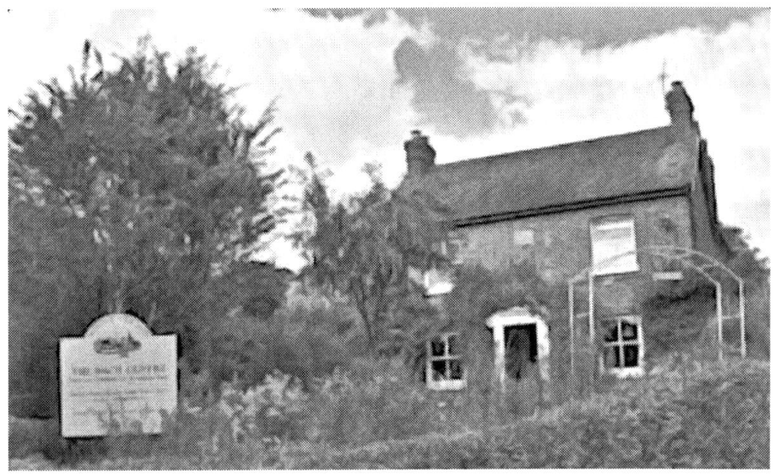

© Wikipedia. Haus von Dr. Edward Bach in Sotwell, England (in der Nähe von Oxford).

Bachblüten sind zur Vorbeugung von Krankheiten sehr gut geeignet. Die Bachblütentherapie lässt sich auch bestens mit anderen Naturheilverfahren und auch mit der Homöopathie kombinieren. Wenn es sich um einen Hypertonus handelt, besteht immer die Gefahr eines Schlaganfalls und auch einer Gefäßverkalkung. Es stehen je nach Charakter folgende Bachblüten zur Wahl:

Cherry Plum, die Kirschpflaume: diese ist für Patienten geeignet, die unter großem seelischen Druck stehen, die stets kurz vor dem Durchdrehen sind. Diese haben das Gefühl, jeden Augenblick zu explodieren, die Kontrolle über sich zu verlieren. Sie haben vor ihren eigenen Emotionen Angst, manchmal geht das soweit, dass sie Angst haben, mal jemanden umzubringen. Solche Personen müssen das Loslassen können erlernen. Wenn ein Mensch emotional immer unter Druck steht, bekommt er oft einen hohen Blutdruck, manchmal kommt es dabei sogar zu Blutdruckkrisen und drohendem Schlaganfall. Wenn derart veranlagte Menschen mit der Bachblüte Cherry Plum behandelt werden, werden sie wieder gelassener, ihr Gefäßsystem steht nicht mehr unter einem solch hohen Druck. Kombiniert mit dem passenden homöopathischen Arzneimittel oder auch allein hilft Cherry Plum den Blutdruck zu senken.

Auch die Bachblüte **Holly** (Stechpalme) hilft den Menschen, die cholerisch, rachsüchtig, aufbrausend, aggressiv oder auch misstrauisch und eifersüchtig sind und dadurch einen hohen Blutdruck haben. Wütende, hasserfüllte Menschen, die stets unter Strom stehen, haben selten ausgeglichene Blutdruckwerte. Man kann diese Blüte dann auch noch mit Cherry Plum kombinieren, falls die Charaktereigenschaften passen. Holly bringt gute Hilfe bei den oben genannten negativen Charaktereigenschaften und hilft, durch diese ausgelöste Krankheiten zu verhindern.

Weiterhin beeinflusst die Blüte **Impatiens** (drüsentragendes Springkraut) den Blutdruck, am besten wieder kombiniert mit dem passenden homöopathischen Mittel. Diese Blüte ist geeignet für unruhige, sprunghafte, hektische Menschen, denen alles nicht schnell genug geht. Solche Menschen können sich schlecht mit anderen zusammentun und können nicht im Team arbeiten. Wenn diese Menschen durch ihre Unruhe, Hektik oder Nervosität krank werden, leiden sie oftmals an hohem Blutdruck. Impatiens hilft dann, den Blutdruck zu normalisieren. Auch der Schlaf wird besser, hyperaktive Kinder kommen langsam zur Ruhe.

Eine weitere Blüte bei Herz- und Kreislauferkrankungen kann **Oak** (Eiche) sein. Menschen, die sich ständig überfordern, bis zum letzten alles aus sich herausholen, nie loslassen können, zwanghaft, unnachgiebig und starr sind, solche Charaktertypen benötigen die oben genannte Blüte. Solch sture Menschen, in keiner Weise beeinflussbar, brauchen die Blüte Oak, da ihre Veranlagung oft Herz-Kreislaufbeschwerden zur Folge hat.

Die Bachblüte **Rock Rose** (gelbes Sonnenröschen) hilft, Panikattacken oder panikartige Zustände überwinden. Menschen, die durch schlimme Nachrichten oder unangenehme Erlebnisse oder z. B. in einer

Prüfungssituation in Panik geraten, total ausrasten und durchdrehen, bekommen damit wieder einen klaren Kopf. Rock Rose gehört zu den Angstblüten und wird eingesetzt, wenn die anderen Blüten wie Aspen und Mimulus nicht passend sind, weil der Zustand zu heftig, zu panikartig ist. In einem solchen Fall ist oft Rock Rose das Typenmittel und bringt Erleichterung. Bach hat selbst Rock Rose als Notfall-Mittel eingesetzt, bevor er es mit anderen Blüten im Laufe seines Lebens kombinierte. Heute sind in den Notfalltropfen (Rescue Remedy) 5 Blüten beinhaltet (Cherry Plum, Clematis, Impatiens, Star of Bethlehem und Rock Rose). Wenn nun panikartige Zustände immer wiederkehren oder über einen längeren Zeitraum anhalten, dann reagiert der Patient oft mit hohem Blutdruck. In diesen Fällen hilft Rock Rose. Ich habe es über Jahrzehnte mit bestem Erfolg eingesetzt, auch bei Blutdruckkrisen.

Rescue Remedy, auch Notfalltropfen genannt:
In dem Notfallmittel, von Dr. Bach selbst zusammengestellt, ist Rock Rose, Star of Bethlehem, Impatiens, Clematis und Cherry Plum enthalten. Bei Blutdruckkrisen, drohendem Schlaganfall, hat sich dieses Mittel ausgezeichnet bewährt, auch sehr gut in Kombination mit der homöopathischen Arznei Glonoinum D3, wie oben beschrieben. Man gibt von den Notfalltropfen 3x alle 10 Minuten 2 Tropfen auf die Zunge oder reibt die Tropfen über den Schläfen ein. Auch bei fraglichem Herzinfarkt hilft Rescue Remedy hervorragend. Selbstverständlich müssen weitere Schritte eingeleitet werden, z. B. Notarzt verständigen etc. In diesem Fall werden die Tropfen 2x alle 10 Minuten über dem Herzen eingerieben, nach weiteren 20–30 Minuten wird dieser Vorgang wiederholt. Wenn es eilt, gibt man die Tropfen natürlich auf die Zunge.

Rock Water, „Wasser aus heilkräftigen Quellen“:
Diese Arznei ist gut für Menschen geeignet, die an Hypertonie oder noch öfter an Arteriosklerose leiden. Natürlich muss Rock Water auf die Konstitution des Menschen passen. Diese sind sehr zwanghaft, starr, verlangen von sich selbst das Äußerste, kasteien sich. Disziplin ist ihnen eine sehr, sehr wichtige Vokabel bzw. die wichtigste in ihrem Leben überhaupt. Der Tagesablauf ist starr, von Zwanghaftigkeit und Sturheit geprägt. Es gibt wenig Freizeit, Flexibilität ist ein Fremdwort. Strenge zu sich selbst, Verzicht und Freudlosigkeit kennzeichnen

solche Menschen. Bei solcher Veranlagung ist meist Arteriosklerose, oft aber zusätzlich Hypertonie die Folge. Bekommen so veranlagte Menschen ihr Konstitutionsmittel, dann werden sie entspannter, fröhlicher, gönnen sich auch mal was und sind nicht mehr so starr. Sie verlangen nicht mehr das Äußerste von sich. Krankheiten, die durch solche Spannungszustände entstehen, verschwinden oder kommen gar nicht zum Ausbruch. Ich habe auch diese Bachblüte oft mit dem entsprechenden homöopathischen Mittel kombiniert. Ich stieß dabei oft auf Lycopodium.

Walnut ist für Menschen, welche ein dickeres Fell bräuchten, diese Menschen haben Angst vor Veränderungen wie Berufswechsel, Umzug usw. Walnut hilft, psychisch stabiler zu werden und die Blutdruckwerte normalisieren sich.

Mimulus ist das Angstmittel, Angst vor etwas Bestimmten, konkrete Ängste. Oftmals Angst vor Krankheit, Einsamkeit etc. Die ständige Angst macht Bluthochdruck.

Crab Apple: übertriebene Sauberkeit, Pedanterie, diese Menschen leben in ständiger Anspannung. Der Perfektionismus tut ihrem Gefäßsystem keineswegs gut.

Aspen: vage, unbestimmte Ängste sind das Thema dieser Blüte. Angst ohne erkennbaren Grund, böse Vorahnungen, Alpträume kommen oft vor. Herzbeschwerden und Bluthochdruck sind die Folge. Wenn die Menschen dann Aspen bekommen, werden sie zuversichtlich und ruhiger.

Agrimony: ist für Menschen, die oft unter Spannung stehen und sehr verkrampft sind, weil sie sehr zur Verdrängung sämtlicher Probleme neigen, Schwächen dürfen nicht zugegeben werden. Konflikten und Auseinandersetzungen gehen sie aus dem Weg. Dr. med. Götz Blome, mein Lehrer, sagte, diese Menschen dürfen nicht zeigen, wie es in ihnen aussieht. Diese stetige Anspannung bzw. Unehrlichkeit führt zum Bluthochdruck bzw. zu Krämpfen und Verspannungen. Das Problem wird oftmals mit Alkohol oder Drogen verschleiert.

Eigenblut und Vitamin C

Zur Verhütung von Gefäß- und Kreislauferkrankungen als Folge von Bluthochdruck

In der Praxis von Harald Krebs lernte ich die positive Wirkung von Eigenblutbehandlungen und Vitamin-C-Infusionen bei Schlaganfall, Herzinfarkt, Claudicatio intermittens und weiteren Gefäßerkrankungen, sowohl als Prophylaxe als auch als Nachsorge kennen. Ich habe in meiner Praxis selbst Eigenblutinjektionen zur Verbesserung der Durchblutung, z. B. der Kapillaren im Gehirn, durchgeführt. Harald Krebs schlägt 12–15 Injektionen, 1–3x/Woche vor, zu Beginn 3x/Woche, dann 2x/Woche, später nur noch 1x/Woche. Es werden jeweils 2,0 ml Eigenblut zusammen mit einem durchblutungsförderndem Arzneimittel verabreicht. Eine solche Kur bietet sich im Frühjahr und Herbst an, wenn der Stoffwechsel sich umstellt. Dem Eigenblut kann man bei allen Gefäßprozessen, auch bei sogenanntem dicken Blut, 1 Ampulle Mucokehl D6 beimischen, evtl. auch in der Verdünnung D5, je nach Konstitution. Weitere erprobte Zusatzpräparate bei Cerebralsklerose sind circulo Injeel, gingkobakehl D4 und cerebrum comp. Zur Herzinfarktprophylaxe eignet sich Caetus compositum, Cralonin, Angio-Heel und Coronar-Homocent pro Injektione SN der Firma Fides. Ich habe mich in meiner Praxiszeit meist für Cralonin entschieden. Bei Durchblutungsstörungen in den Extremitäten rate ich ebenfalls zu circulo Injeel und zusätzlich zu placenta suis Injeel. Bei all den eben genannten Gefäßprozessen kann das Organpräparat Arteria suis Injeel beigemischt werden. In schweren Fällen, wenn die Patienten schon einmal einen Schlaganfall oder Herzinfarkt erlitten hatten, gab ich zusätzlich oral Barijodeel gegen die Sklerose der Hirngefäße, als Herzinfarktprophylaxe Cralonin oral und bei peripheren Durchblutungsstörungen, Claudicatio intermittens, M. Raynaud usw. Blutgefäßtropfen CM oral. Handelte es sich um einen **Hypertonus**, mischte ich dem Eigenblut meist Melilotus Homaccord bei, in schweren Fällen bei essentieller Hypertonie Rauwolfia comp. Als orale Gabe kam ebenso Melilotus Homaccord bzw. Rauwolfia comp. in Frage.

Harald Krebs, Heilpraktiker, hat als Prophylaxe bei Gefäßerkrankungen auch das aktivierte Eigenblut mit dem Hämaktivator-N nach Dr. Höveler eingesetzt. Bei Anwendung von aktiviertem Eigenblut wird der Körper noch besser mit Sauerstoff versorgt. Es wirkt der Übersäuerung des Gewebes entgegen.

Eine weitere naturheilkundliche Therapie zur Vorsorge bei Gefäßerkrankungen ist die Vitamin-C-Infusionskur, welche von Harald Krebs in seiner Praxis mit bestem Erfolg eingesetzt wurde (s. Anhang S. 180). Ich selbst habe damit keine Erfahrung. Es ist bekannt, dass Vitamin-C durch eine positive Stoffwechselbeeinflussung der Plaques-Bildung auf der Infima der Gefäßwände entgegenwirkt.

Eigenurintherapie

„Man trägt die eigene Apotheke in sich", das ist tatsächlich so. Die Eigenurintherapie regt die körpereigene Abwehr an. Selbstheilungskräfte werden mobilisiert. Frischer Urin ist nahezu steril; wenn Sie **keine Tierprodukte** essen, riecht und schmeckt Urin wie Gemüsebrühe.

Es finden sich sehr viele Inhaltsstoffe im Urin: Vitamine, Mineralien, Fermente, Salze, Harnsäure und viele mehr; laut Johann Abele sind es über 2000 Inhaltsstoffe.

Ich habe in meiner 50-jährigen Praxis den Urin ganz verschieden appliziert, teilweise als Injektion, zum anderen Trinkkur, Kompressen, Packungen, Wickel, Einlauf, Vaginalspülung und Teilbad, außerdem als Ganzkörpereinreibung. Bei ganz therapieresistendem Bluthochdruck berichtet Johann Abele von guten Erfolgen durch Harnfasten.

Ausleitung von Giftstoffen durch Aschner-Verfahren

Dieses Kapitel ist sehr wichtig, was sowohl die Prophylaxe, als auch die Behandlung von Bluthochdruck und Gefäßleiden anbelangt.

Die Aschner-Verfahren dienen der Giftausleitung. Es handelt sich um Aus- bzw. Ableitungsmethoden. Zu ihnen gehören das Schröpfen (altägyptisch), der Aderlass (Urmedizin), die Blutegeltherapie, aus dem Mittelalter stammend, der Baunscheidtismus, welcher bis ins 19. Jahrhundert reicht, das Purgieren und das Brechverfahren.

Diese Verfahren wirken der Dyskrasie, der „fehlerhaften Zusammensetzung des Blutes" entgegen. Viele Zivilisationskrankheiten haben darin ihren Ursprung. Diabetes mellitus, Hypertonie und viele Gefäßerkrankungen sind Folgen von Dyskrasie. Sämtliche Aschner-Verfahren dienen der Normalisierung des pH-Wertes durch Giftausscheidung. Stoffwechselsäuren werden wieder ausgeschieden und dadurch wird der Übersäuerung des Gewebes entgegengewirkt. Auf diese Weise wirken alle Aschner-Verfahren durchblutungsfördernd, Blut und Lymphe fließen besser.

Wo Fluss ist, wird Stau, Entzündung und Bluteindickung vermieden. Gefäßerkrankungen jeder Art verschwinden. Und, da die Säure die „Mutter des Schmerzes" ist (Johann Abele), lösen sich die Schmerzen oft direkt nach der Behandlung auf.

Wenn es um Schmerzen geht, ist an erster Stelle die Cantharidenbehandlung zu nennen, dann die Blutegeltherapie, das Anlegen einer Fontanelle und weitere Behandlungen wie Baunscheidtismus und Schröpfen. Sogar der Aderlass wirkt krampf- und schmerzlösend.

Ausleitung – Purgation

Die **Ableitung auf den Darm** ist die Basistherapie bei vielen Erkrankungen. Aschner weist auf die schlimmen Folgen chronischer Obstipation mit größtem Nachdruck hin. Chronische Verstopfung ist oft die Ursache von Hochdruck, Migräne und weiteren Gefäßerkrankungen. Wenn Überreste der Nahrung stets 3–4 Tage im Dickdarm verweilen, besteht auch ein großes Risiko an Krebs zu erkranken. Dünndarmkrebs ist selten (0,24 Frauen, 0,33 Männer je 100.000), die Gefahr an Dickdarmkrebs zu erkranken ist dagegen sehr viel größer (32,7 Frauen, 52,1 Männer je 100.000). Der rasche Durchlauf der Nahrung durch den 7 Meter langen Dünndarm ist dabei ausschlaggebend. Im viel kürzeren Dickdarm verweilen die Reste der Nahrung sehr viel länger. Ein rascher Durchtransport der Nahrungsreste im Dickdarm muss erzielt werden. Das Purgieren, die Ableitung auf den Darm sind heute genauso wichtig wie früher. Folgende Mittel sind dazu geeignet: Vollkornbrot, Rohgetreide, Salate, Naturreis, Gemüse, Leinsamen, Sauerkraut- und -saft usw. Die Darmflora wird dadurch auch saniert. Sauermilch, Kefir, Sauerkraut, saure Bohnen und andere eingesäuerte Gemüse müssen gegessen werden.

Der Aderlass

Der Aderlass ist eine der ältesten Behandlungsmöglichkeiten überhaupt. Als Vorsorge von Gefäßerkrankungen ist er eine sehr gute Medizin. Man kann diesen an verschiedenen Körperstellen anlegen, z. B. an den Beinvenen bei Stau, Entzündung oder Thrombose der unteren Extremität, in der Kniekehle bzw. in den Armvenen, welche die meist bevorzugte Stelle ist. Vorbeugend gegen Herzinfarkt, Schlaganfall, Thrombose und Durchblutungsstörungen jeglicher Art wird er eingesetzt und wirkt ausgezeichnet. Aderlass bedeutet Eiweißverlust; er wirkt der Überfüllung der Eiweißspeicher entgegen; die Gerinnungsfaktoren im Blut, welche Eiweißkörper sind, kehren zur Norm zurück, der Aderlass wirkt somit dem Schlaganfall entgegen.

Blut und Lymphe werden flüssiger, Stau, Entzündung und Bluteindickung verschwinden. Die Geldrollenbildung der Erythrozyten, welche in der Dunkelfeldmikroskopie zum Ausdruck kommt, auch die Filite und Mucor-Symplasten, welche bei zähflüssigem Blut zu sehen sind, lösen sich auf. Der Aderlass wirkt somit der Übersäuerung des Gewebes entgegen. Schlackenstoffe werden ausgeleitet. Der Tumorbildung wird entgegengewirkt. Die erhöhten Blutfettwerte kehren zur Normalität zurück, Blutdruckwerte ebenso, es wird dadurch der Arteriosklerose vorgebeugt. Weiterhin wirkt der Aderlass fiebersenkend, krampflösend und schmerzlindernd.

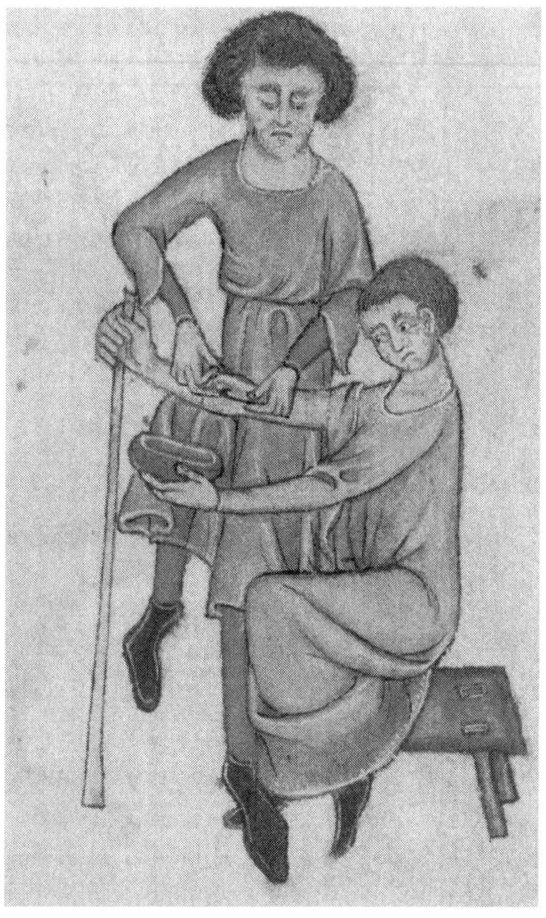

Aderlass. England, 14. Jahrhundert. Miniatur aus dem Luttrell-Psalter. London Britisches Museum Add. Ms. 42130

Die Menge und Häufigkeit der Blutentziehung richtet sich nach dem Krankheitsbild und der Konstitution des Patienten. Bei einer hypertensiven Krise kann z. B. eine Menge von 300 ml oder mehr entnommen werden, wenn es sich um einen vollblütigen Patienten mit guter

Konstitution handelt. Man kann den Aderlass dann nach 1–2 Tagen nochmals wiederholen, je nach Erkrankung und Konstitution der Patienten.

Als Schlaganfallprophylaxe empfehle ich den Aderlass 1x wöchentlich, 6 Wochen lang hintereinander, vorzunehmen, später 1x pro Monat, einige Male, dann seltener. Die Menge Blut sollte 60–150 ml betragen. Die individuelle Vorgehensweise muss ein Heilpraktiker oder Naturarzt entscheiden. Die Konstitution des Patienten ist wichtig!

Schröpfen

Beim blutigen Schröpfen verwendet man ein Hämostilett, damit werden durch Einstiche in die Haut Hautpartien über dem Schmerzorgan geöffnet, dann werden die Schröpf-Gläser über den Einstichen aufgesetzt, diese füllen sich zu ¼–1/3 mit Blut, welches über den geöffneten Hautpartien austritt. Das Immunsystem wird angeregt. Der Reiz ist enorm.

Beim Trockenschröpfen werden die Schröpf-Gläser erhitzt und über der schmerzenden Stelle oder über der speziellen Reflexzone, die dem inneren Organ zugeordnet ist, aufgesetzt. Auch hierbei ist die Wirkung auf das Immunsystem außerordentlich.

Wichtig: Beim Bluthochdruck ist das Trocken-Schröpfen nicht ratsam.

Die Blutegeltherapie

Ich habe die Blutegel oft bei Hypertonie, Arteriosklerose, Claudicatio intermittens, Augenleiden und dickem Blut allgemein eingesetzt. Der Erfolg war oftmals verblüffend.

Die Wirkung der Blutegel beruht einerseits auf der Blutentziehung, die dem Aderlass gleicht, aber gleichzeitig sondert das Tier ein Sekret ab, welches sehr viele Bestandteile enthält, die allerdings längst nicht alle identifiziert sind.

Und nun zur Praxis der Blutegeltherapie: Je nach Konstitution werden dem Patient 2–8 Blutegel angesetzt, dies richtet sich auch nach der Erkrankung. Die Haut des Patienten wird vorher natürlich gereinigt, und zwar mit Wasser, aber ohne Seife. Auch keine anderen Duftstoffe dürfen verwendet werden. Dies soll in ruhiger, abgedunkelter Umgebung geschehen. Die Tiere saugen sich mit Blut voll – 1 Blutegel entzieht 5–10 ml Blut – die Tiere fallen erst nach 30–90 Minuten ab. Beim Saugen geben die Blutegel viele heilende Stoffe ab. Einige sind schon identifiziert, das bedeutendste ist das Hirudin, ein Protein, welches gerinnungshemmend wirkt. Weitere Stoffe sind das Eglin, die Hyaluronidase, die Apyrase und Kollagenase, um nur einige zu nennen.

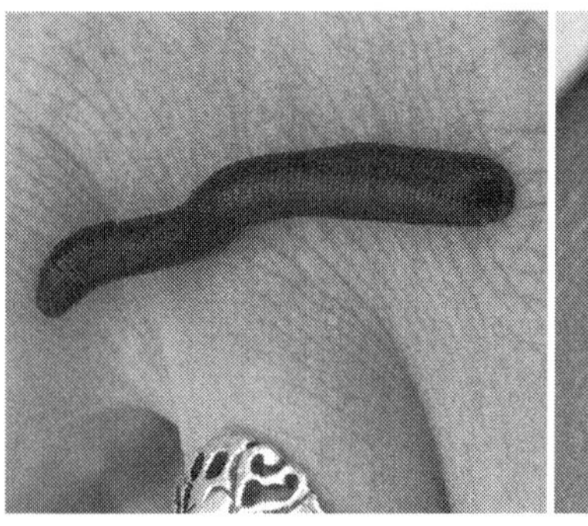

© (Wikipedia) Karl Ragnar Gjertsen. Am Fingergrundgelenk angesetzter Blutegel

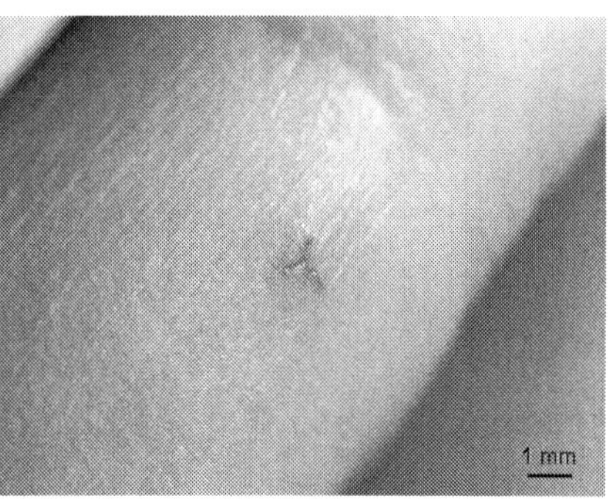

© (Wikipedia) Christian Fischer. Bisswunde eines (mittelgroßen) Medizinischen Blutegels (Hirudo medicinalis) an einem menschlichen Finger – mehrere Stunden nach dem Biss.

Die meisten sind, wie gesagt, noch nicht identifiziert. Die Blutegeltherapie wirkt gerinnungshemmend, lymphstrombeschleunigend, antithrombotisch, krampflösend, schmerzlindernd und allgemein immunisierend. Wenn die Tierchen sich dann vollgesaugt haben und nach 30–90 Minuten abgefallen sind, bluten die Bisswunden noch einige Stunden nach, diese Blutung ist sehr wichtig und sollte keinesfalls gestoppt werden. Dieser Prozess kann 12 Stunden und länger dauern. Sollte die Blutung einmal doch zu heftig werden oder nach etwa 12 Stunden noch fortdauern, dann bekommt der Patient 2 Globuli Phosphorus D30, 2x im Abstand von 2 Stunden, zusätzlich Trillium

D30, ebenso 2 Globuli 2x im Abstand von 2 Stunden. Man kann auch Clauden-Watte oder Flint-Spray einsetzen. Auf die blutenden Stellen werden Saugkompressen gegeben. An der Bissstelle kann eine Rötung zurück bleiben, diese verschwindet mit Notakehl D3 Salbe, Rescue oder Traumeel Salbe. Auch Einreibung mit Eigenurin hilft und bei Juckreiz Fenistil Gel.

An welchen Stellen werden die Tierchen angesetzt?

Drohen beim Patient **Durchblutungsstörungen im Kopfbereich**, besteht eine Neigung zu Schlaganfall, dann bevorzugt man die HWS, 4–6 Blutegel werden zunächst 1x/Monat angesetzt. Die Menge der Tiere und die Abstände richten sich nach der Konstitution des Patienten. Bei Neigung zu Hörsturz ist die Vorzugsstelle das Mastoid. 1 Egel wird direkt über dem Mastoid angesetzt, der 2. etwa 3 cm unterhalb dieser Stelle, anfangs alle 14 Tage, später 1x/Monat.

Bei Venenleiden setzt man die Tiere neben der gefährdeten Stelle an, entlang der Vene, 4–6 Tiere bei einer Entzündung, bei Neigung zur Thrombose nur 3–4 Egel, etwa alle 6 Wochen.

Handelt es sich um eine **Hypertonie** werden meist 4 Egel alle 2–3 Wochen im Nacken angesetzt, zunächst 3x, im späteren Verlauf alle 6 Wochen, auch insgesamt 3x, später je nach Verlauf seltener.

Im Nacken ist die Blutentziehung besonders wirksam, man kann die Tierchen aber auch im Kreuzbeinbereich oder über den Nierenzonen ansetzen. Die Vorgehensweise muss Ihr Arzt nach einer Untersuchung festlegen. Der hohe Blutdruck senkt sich oft schon während der Behandlung, der Puls wird weicher.

Die Diagnose **Arteriosklerose der Hirngefäße** erfordert 4 Blutegel (je nach Konstitution evtl. 6 Stück) im Nacken alle 3 Wochen über 2–3 Monate, später je nach Verlauf seltener.

Auch bei Morbus Menière helfen Blutegel vorsorglich, 1–2 Blutegel werden über dem Mastoid gesetzt, beidseits im Wechsel, 2–3x/Woche, 2 Wochen lang, dann seltener, je nach Konstitution. Das Mastoid ist eine stark durchblutete Körperstelle, bei starkem Nachbluten gibt man dem Patient 2 Globuli Phosphorus D30, bzw. 2 Globuli Trillium pend D30, manchmal auch beides im Abstand von 10 Minuten, falls nötig. Auch Flint-Spray oder 1 Tropfen Propolis stoppen die Blutung.

Bei **Arteriosklerose der großen Gefäße**, z. B. bei der Diagnose **Claudicatio intermittens**, wählt man die Leiste für die Blutegel aus.

Besteht eine **Thrombozythämie** empfiehlt es sich, 2–4 Blutegel 2x pro Woche, 2 Wochen lang, später seltener, aufs Kreuzbein zu setzen. Diese Stelle ist ein ganz zentraler Ort, für viele Diagnosen geeignet, auch bei starken Wechseljahrbeschwerden ist diese Stelle sehr günstig.

Die Horvi Enzym-Therapie

Dr. Waldemar Diesing ist nach jahrelanger Forschung die Enteiweißung tierischer Rohgifte von Schlangen, Spinnen, Kröten, Salamandern und Skorpionen gelungen. Aus den rohen Giften, die einen großen Eiweißanteil enthalten, der starke allergische Reaktionen auslösen kann, wird nur der Enzym-Wirkkomplex heraus gefiltert, der für die Behandlung in der Horvi Enzym-Therapie (HET) genutzt wird.

Bei HET handelt es sich um eine Enzym-Therapie. Trotz Enteiweißung wirkt dieser Enzym-Komplex ohne Einbußen, in der Naturmedizin hat man damit gute Erfolge, sogar dann, wenn andere Heilmethoden versagen. Die Erfolge mit der Horvi Enzym-Therapie sind verblüffend, es werden körpereigene Heilkräfte angestoßen sowie echte Heilungen in Gang gesetzt. Diese Therapie ist sehr gut mit der Homöopathie kombinierbar. Auch die Bachblüten-Therapie eignet sich gut zur Kombination. Diese Heilmethode kann sowohl als Prophylaxe als auch bei akuten Erkrankungen und zur Nachsorge eingesetzt werden.

Ich habe sehr gute Ergebnisse mit der HET bei Bluthochdruck erzielen können.

Als orale Medikation kommen Horvi-Enzym-AP 7 und Nucleozym comp. 11 in Tropfenform in Frage, als Injektionen: Horvi-Enzym-Crotalus forte und Horvi-Enzym-Naja mite, zusätzlich Horvi-C 4 und Horvi-Enzym-Triturus sowie Horvi-Enzym-Latromactan.

Kontraindikationen

Ich bitte Sie, in folgenden Fällen von der Horvi-Enzym-Therapie Abstand zu nehmen:

Erhalten CA-Patienten **monoklonale Antikörper**

- der Maus (Herceptin = Mäuseeiweiß),
- Maus/Mensch (Mabthera = Mäuse- u. Humaneiweiß),
- Avastin – AK (Eizelle des chin. Hamsters),
- andere monoklonale AK,

so dürfen **keine** Horvi-Enzym-Präparate eingesetzt werden. Sie bleiben darunter nicht nur wirkungslos, es besteht zudem das Risiko eines anaphylaktischen Schocks, der allein auf die monoklonalen AK zurückzuführen ist (worauf die Hersteller dieser monoklonalen AK in ihren Nebenwirkungen hinweisen). Selbst nach Absetzen können diese Antikörper bis zu 24 Wochen im Blut bleiben.

Ozon

Prophylaxe von Gefäßerkrankungen in Folge von Bluthochdruck

Ozon (O_3) ist Sauerstoff in „aktivierter" Form, bei seinem Zerfall entsteht „Sauerstoff in statu nascendi". Dieser ist sehr reaktionsfreudig und wird medizinisch bei vielen Erkrankungen sowohl zur Vorsorge als auch zur Behandlung und Nachbehandlung eingesetzt.

Es gibt verschiedene Anwendungen:

Die intraarterielle Ozongabe wird hauptsächlich bei Verschlußkrankheiten der Arteria femoralis, Arteria poplitea, bei diabetischer Gangraen und bei Ulcus cruris eingesetzt. Man sticht mit einer Kanüle Nr. 18 in die Arteria femoralis, injiziert 1–2 ml eines Lokalanaesthetikums (Procain), anschließend wird Ozon, etwa 5 ml, injiziert bei einer Konzentration zu Beginn der Behandlung von 10 μg/ml, danach wird gesteigert bis auf 20 ml mit einer Konzentration von 10–30 μg. Bei Durchblutungsstörungen wird meist eine Häufigkeit von 2x pro Woche angestrebt. In schweren Fällen wird das Ozon bis zu täglich injiziert, insgesamt 10–20x. Der Patient bleibt nach der Injektion einige Minuten liegen, evtl. bis zu ¼ Stunde, je nach Konstitution.

Die intraartierelle Ozongabe habe ich bei peripheren Durchblutungsstörungen häufig eingesetzt, auch bei diabetischer Gangraen, meist mit gutem Erfolg.

Die häufigste Form der Ozonabgabe war in meiner 50-jährigen Praxis allerdings die „Große Eigenblutbehandlung" bei coronaren Durchblutungsstörungen, zur Herzinfarktprophylaxe, zur Schlaganfallverhütung. Die Sauerstoffversorgung wird cerebral sowie peripher gesteigert, der Arteriosklerose wird im Zusammenhang mit Eiweißfasten vorgebaut. Auch die kleinen Gefäße, z. B. die der Netzhaut und Niere, werden besser durchblutet.

Durchführung der „Großen Eigenblutbehandlung" nach Wolff

Aus der Armvene werden 100–120 ml Blut in eine Vakuum-Flasche entnommen. Man gibt 10 ml Natriumcitrat dazu, um das Blut ungerinnbar zu machen, dann kommt das Ozongas dazu, die Menge richtet sich nach dem Krankheitsbild. Das Ozon-Blutgemisch wird verschüttelt, bis das Blut hellrot ist. Es wird dann sofort reinfundiert. Als Prophylaxe gegen Herzinfarkt, Schlaganfall, Thrombose und Arteriosklerose wählen wir eine Dosis zwischen 1000–3000 μg. 2x pro Woche wird die „Große Eigenblutbehandlung" durchgeführt, insgesamt meist 10x, dies 2x/Jahr. Es kommt auf die Konstitution des Patienten an und ist abhängig vom Krankheitsgeschehen.

Wirkungsmechanismus Bei allen Ozonanwendungen erfolgt eine Umstimmung durch den Reiz, der gesetzt wird, dadurch, dass Blut ins Gewebe gegeben wird, entweder subcutan, intramuskulär, etc.

Ozon hilft bei Arteriosklerose, Hypertonie, erniedrigten Sauerstoffwerten, KHK, Zustand nach Herzinfarkt, Durchblutungsstörungen jeder Art, z . B. am Auge und an den Nieren, und dem sogenannten dicken Blut, bedingt durch Vermehrung der roten Blutkörperchen, wird wieder flüssiger.

Durch Ozon erfolgt eine Verbesserung der Beweglichkeit der Erythrozyten, eine Erhöhung der elektrischen Ladung roter Blutkörperchen, eine Senkung des Hämatokritwertes. Die Erythrozytenzusammenballung wird verringert, bei der Dunkelfeldmikroskopie sieht man, wie sich die Geldrollenbildungen der Erys nach Ozongaben auflösen, der Organismus wird wieder besser mit Sauerstoff versorgt. Der pO_2 in den Arterien steigt an, in den Venen sinkt dieser ab. Das Fibrinogen wird verringert, die Thombozystose verschwindet, die Thrombozytenaggregation wird aufgelöst, kurz: die Fließeigenschaft des Blutes wird optimiert.

Dadurch wird die Sauerstoffutilisation verbessert, der Übersäuerung des Gewebes wird entgegengewirkt, der pH-Wert steigt wieder an, die Blutzirkulation in den kleinen Gefäßen wird verbessert, Netzhautschäden und Nierenerkrankungen wird vorgebeugt.

Die Hämatogene Oxidationstherapie (HOT)

Bei der Hämatogenen Oxydationstherapie (HOT) wird aus der Armvene 60–100 ml Blut entnommen, dies wird ungerinnbar gemacht. Durch Zugabe von medizinischem Sauerstoff entsteht eine Aufschäumung des Blutes, dies wird dann etwa 10 Minuten lang an einer Quecksilberlampe vorbeigeleitet. Die Aufschäumung dient der Oberflächenvergrößerung der einzelnen Erys und damit der besseren Sauerstoffaufnahme. Danach erfolgt die Reinfusion von etwa 10 Minuten. Insgesamt dauert die Behandlung 30–40 Minuten. Dies findet 1–3x/Woche statt. Eine Serie HOT bedeutet ungefähr 8 Sitzungen. 2x/Jahr, meist im Frühjahr und Herbst kommen die Serien zum Einsatz. Dies gilt, wenn es sich um Prophylaxen von Erkrankungen handelt. Bei bestehenden Krankheiten richtet sich die Dosierung nach der Art der Erkrankung und auch der Konstitution des Patienten.

Sauerstoffmangelzustände werden bei der HOT sowie bei der Ozonbehandlung therapiert, die Verbesserung der Fließeigenschaft des Blutes ist mit der durch Ozongabe vergleichbar. Ich habe in meiner Praxis bei chronischen Erkrankungen und Zirkulationsstörungen der kleinen Gefäße (Netzhaut, Niere) dem HOT den Vorzug gegeben.

In akuten Fällen, wenn es mehr um die großen Gefäße ging, habe ich eine Serie Ozon angesetzt, auch bei sogenanntem dicken Blut.

Heileurythmie nach Rudolf Steiner und Reflexzonenmassage

Zu Beginn des 20. Jahrhunderts wurde die Bewegungskunst Heileurythmie entwickelt. Rudolf Steiner war der Begründer. Die Heileurythmie beeinflusst die Organfunktionen und ganz besonders den Blutdruck. Heileurythmie ist eine ganz spezielle Bewegungsart, welche Laute, Konsonanten sowie Vokale in entsprechende Bewegungen bzw. Gesten umsetzt. Diese Entspannungsübungen lassen sich gut in den Alltag einbauen und sorgen für innere Harmonie. Die anthroposophische Medizin bietet auch Kunsttherapie an, um die Harmonie im Organismus herzustellen. Dadurch purzeln die Blutdruckwerte auf ganz natürliche Weise.

Weiterhin ist die Reflexzonenmassage, am bekanntesten die Fußreflexzonenmassage, bei Bluthochdruck, Koronarsklerose, Nierenleiden und Gelenkerkrankungen zu empfehlen. Blutdruck und Pulsfrequenz sinken, die Durchblutung wird verbessert.

Hautoberflächen, die Verbindungen zu Organsystemen haben, werden als Reflexzonen bezeichnet und sämtliche Organe werden über die Fußreflexzonenmassage erreicht. Das vegetative Nervensystem ist dabei der Dreh- und Angelpunkt. Die passenden ätherischen Öle können auf die Reflexzonen aufgetragen werden.

Behandlung mit homöopathischen Einzelmitteln und Nosoden

Homöopathische Konstitutionsmittelsuche

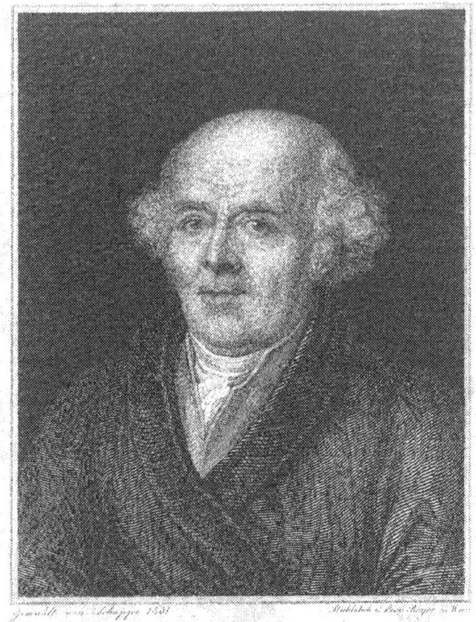

Porträt von Samuel Hahnemann 1831

Der Arzt Samuel Hahnemann (1755–1843) begründete eine neue, einzigartige Heilmethode. Diese heilt nach dem Ähnlichkeitsprinzip, sanft und anhalten. Das bedeutet, dass Ähnliches mit Ähnlichem geheilt wird: Eine Substanz, die beim Gesunden Krankheitssymptome verursacht, heilt gleichzeitig beim kranken Menschen dieselben Symptome.

Dabei wirkt die Substanz in potenzierter Form, sie wird verdünnt und verschüttelt. Z. B. ist Coffea arabica eine Arznei gegen Schlaflosigkeit, natürlich in verdünnter Form, in D30 bzw. D6 oder auch sehr hoch verdünnt. Oder Apis mellifica, die Honigbiene, ist ein Mittel gegen Bienenstiche. Nun gibt es unter der Vielzahl der homöopathischen

Arzneien jeweils das dem kranken Menschen ähnlichste Mittel, das Similimum, auch Konstitutionsmittel genannt oder Typenmittel, und dies gilt es herauszufinden. Es beeinflusst Körper, Geist und Psyche gleichzeitig und heilt anhaltend. Außer seinem Similimum braucht der Patient im Laufe des Lebens noch weitere Mittel, diesmal Simile genannt (ähnlich).

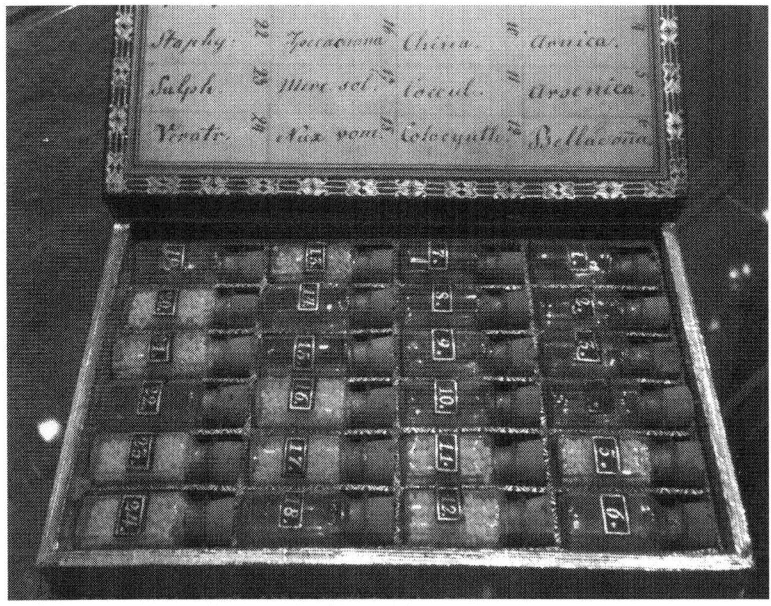

© Wikipedia. Deutsches Apothekenmuseum, Homöopathische Taschenapotheke (1835–1843) aus dem Besitz Samuel Hahnemanns, der sie in seinen letzten Lebensjahren in Paris benutzte.

Die passende Arznei wird je nach Arzneimittelbild ausgewählt. Folgende homöopathische Einzelmittel kommen – je nach Arzneimittelbild – bei Bluthochdruck in Frage:

Lachesis – die Buschmeisterschlange. Hat eine große Affinität zum Gefäßsystem. Es passt auf Menschen, die eine große Redelust auszeichnet, Patienten, denen es am frühen Morgen nicht gut geht, diese sind morgens unpässlich, oft traurig, ihre Beschwerden haben am Morgen ihren Höhepunkt. Dafür können diese Menschen bis tief in die Nacht hinein arbeiten – und zwar über lange Zeit, sie sind äußerst leistungsfähig und brauchen nicht viel Schlaf. Ihr Blut ist meist zähflüssig, dick, die Patienten neigen zu Blutungen und Sepsis. Ihre Wangen sind oft bläulich bzw. purpurfarben, ebenso die evtl. Wundränder, Ulcera oder Furunkel. Man beobachtet manchmal richtig schwarze Ränder. Eine weitere Schwäche ist im Gefäßsystem zu beobachten: Lachesis-Patienten vertragen oftmals kein heißes Bad, keine heißen Getränke, sie leiden unter Herzklopfen, unregelmäßigem Puls, Hitzewallungen, Zyanose und Schwächeanfällen. Das eingedickte, zähflüssige Blut und die Schwäche im Herzkreislaufsystem führen nicht selten zu Thrombose, Schlaganfall und Herzinfarkt. Auch variköse Ulcera, Embolien und Sepsis sind nicht selten.

Crotalus horridus – die Waldklapperschlange. Zersetzt wie alle Schlangengifte das Blut. Gibt man Crotalus horridus als homöopathische Arznei, in verdünnter Form und verschüttelt, dann wird das Blut flüssiger, Stau und Verklumpungen lösen sich auf. Crotalus horridus hat eine Neigung zu septischen Zuständen sowie Karbunkeln. Blutungen der Netzhaut und sonstigen intraoculäre Blutungen reagieren gut auf diese Arznei. Bei Nasenbluten ist das Blut der Patienten oft schwarz. Häufig tritt Darmbluten auf, auch hierbei ist das Blut oft dunkel. Wenn es nach Schlaganfällen zu Lähmungen kommt, dann ist diese meist rechtsseitig im Gegensatz zu den Lachesis-Patienten, bei welchen fast alle Beschwerden die linke Seite bevorzugen.

Arnica montana. Auch dieses Mittel hat deutliche Wirkung auf das Blut, ebenso auf das Venensystem. Patienten, die Arnica benötigen, leiden oft an venöser Stase, Sepsis, sie neigen zu Blutungen, Thrombose, fallen oft durch ihr rotes Gesicht auf, Blutandrang zum Kopf, Apoplexie und Angina pectoris werden immer wieder beobachtet. Ansonsten ist Arnica das vielleicht wichtigste Mittel gegen Verletzungsfolgen, Prellungen und Eiterungen.

Barium carbonicum, Barium carbonat. Beeinflusst die Gefäße und das Herz. Bei Aneurysmen habe ich es häufig eingesetzt. Es schützt vor Rupturen und damit Massenblutungen. Bei hohem Blutdruck hilft es gut, wenn es auf die Konstitution passt. Es sind oftmals etwas senile Persönlichkeiten mit wenig Selbstvertrauen, Gedächtnisverlust und langsamem Pulsschlag.

Aurum metallicum – Gold. Patienten, die unter hohem Blutdruck, Arteriosklerose, Pulsunregelmäßigkeiten oder Herzklappenveränderungen leiden, benötigen diese Arznei oftmals. Immer wieder trifft man auf depressive Personen mit Suizidneigung. Diese Patienten klagen oft über nächtlichen Kopfschmerz, Schwindel, Blutandrang zum Kopf und Knochenschmerzen. Alle Beschwerden finden nachts ihren Höhepunkt.

Phosphorus. Diese Arznei wird ebenso hier erwähnt, weil Phosphor in nicht homöopathischer Zubereitung Blutungen verursacht, der Hauptangriffspunkt sind die kleinen Gefäße, es führt zu Thrombosen der Netzhautgefäße, macht Nasenbluten, Zahnfleischbluten, lang anhaltende Blutungen der Wunden, blutiger Urin wird häufig beobachtet. Phosphorus verursacht eine Degeneration der Blutgefäße. Allgemein passt es auf große, schlanke, vornüber geneigte Personen, oftmals nervös und geschwächt. Dünnes, seidiges Haar fällt auf. Die Haut erscheint durchsichtig. Abmagerung ist ein Thema. Das Herz ist ein sehr wichtiges Organ bei Patienten, die Phosphorus benötigen.

Viscum album – Leimmistel. Passt auf alte Menschen, deren Blutdruck hoch ist, der Angriffspunkt von Viscum album ist unter anderem das Gefäßsystem. Patienten klagen über Schwindel, erhöhte Blutdruckwerte, die oftmals renal bedingt sind, und Herzklappenveränderungen.

Plumbum metallicum – Blei. Auch hierbei sind das Blut und das Gefäßsystem Hauptangriffspunkte. Arteriosklerose und Hypertonie kommen bei Patienten, die Plumbum met. benötigen, gehäuft vor. Muskelatrophien, Ohrgeräusche, meist klingender Art, multiple Sklerose sind die wichtigsten Erkrankungen hierbei. Diese Patienten sind meist sehr blass und kachektisch, leiden häufig unter Bauchschmerzen. Ein besonderes Merkmal ist der eingezogene Bauch.

Secale cornutum – Mutterkorn. Kalte Extremitäten, Morbus Raynaud, variköse Geschwüre, Krämpfe der glatten Muskulatur in den Gefäßen, verbunden mit Hochdruck sind häufig die Symptome und Krankheiten des Personenkreises, die Secale cornutum benötigt. Auch diese Patienten sehen blass, anaemisch und eingefallen aus, sie sind oft trotz großem Appetit abgemagert.

Glonoinum – Nitroglyzerin. Es ist sehr geeignet für Bluthochdruck mit drohendem Schlaganfall, für sogenannte Blutdruckkrisen. Patienten klagen über ein Gefühl des Blutandrangs zum Kopf, pulsierenden Kopfschmerz, Pulsieren in den Ohren. Herzklopfen ist ein wichtiges Symptom. Bei Butdruckkrisen habe ich über Jahrzehnte bei RR Werten über 200 mm Hg 15 Tropfen Glonoinum D3 (DHU, Weleda) auf die Zunge gegeben, oftmals nach 10 Minuten weitere 5–8 Tropfen, je nach Blutdruckwert. Damit kehrten die erhöhten Blutdruckwert zur Norm zurück. Die Patienten bekommen keinen roten Kopf und keinen Schwindel. Liegen die Blutdruckwerte bei 170–180 mg Hg etwa, dann beginne ich mit 10 Tropfen Glonoinum D3 und gebe bei Bedarf nochmals 5 Tropfen nach. Die Dosierung richtet sich nach der Konstitution.

Arsenicum album. Diese Arznei ist einzusetzen bei Nierenhochdruck, Retinopathie, fettiger Degeneration der Gefäße, großer Unruhe, Angst, Erschöpfung nachts, brennenden Schmerzen und unruhigem Schlaf. Personen, die Arsenicum album benötigen, klagen oft über wässrige Stühle. Auch septische Zustände kommen vor. Es ist ein tiefgreifendes Mittel, welches die Giftausscheidung fördert. Da es eine gute Arznei gegen Hochdruck ist, wenn einige der oben genannten Symptome vorhanden sind, zählt es zu den Arzneien, welche einen Schlaganfall verhindern können. Auch die Gefäße werden positiv beeinflusst.

Gingko biloba. Diese Arznei wird bei Durchblutungsstörungen eingesetzt. Nach Voisin passt es auf Menschen, die an Mandelentzündung linksseitig leiden, über Kopfschmerzen auf der linken Seite klagen und unter Schreibkrämpfen der rechten Hand leiden. Zittern kommt hinzu. Die Verschlechterung tritt morgens zwischen 2–3 Uhr ein. Kaltes Trinken hingegen bringt Besserung.

Sulphur – Schwefel. Ist ein sehr gutes Hautmittel. Die Patienten sind oft schlampig, es besteht eine Abneigung gegen Wasser. Ungesunde Haut, Schwäche und Leeregefühl morgens gegen 11 Uhr. Katzenschlaf ist kennzeichnend. Rote Körperöffnungen, trockene Haare, Brennen und Jucken der Haut.

Panax – Ginsengwurzel. Schwindel, Schwäche, rheumatische Beschwerden und Schluckauf sowie depressive Zustände sind typisch.

Cuprum – Kupferacetat. Spasmen und Krämpfe sind hervorstechend, gut einsetzbar bei epileptischen Anfällen.

Nosoden

An Nosoden kommen hauptsächlich Medorrhinum oder Luesinum zum Einsatz, auch je nach Arzneimittelbild.

Medorrhinum – potenzierter Gonokokkeneiter. Alle Beschwerden wie Rheuma sind von Sonnenaufgang bis Sonnenuntergang schlimmer, an der Küste geht es diesen Menschen besser. Diese Nosode ist sehr tiefgreifend und für schwere chronische Erkrankungen geeignet, schwaches Gedächtnis, große Nervosität, Depression verbunden mit Selbstmordgedanken sind oft kennzeichnend.

Man findet auch Zwergwuchs, chronische Blasenentzündung, nächtliche Enuresis, Sterilität und Nierkolik kommen gehäuft vor. Kinder schlafen in Knie-Bruststellung. Alkoholismus ist ein großes Thema bei dieser Arznei.

Luesinum – Syphilis-Nosode. Hier ist der Alkoholismus ebenfalls ein großes Problem. Alle Beschwerden sind nachts schlimmer, die Patienten fürchten die Nacht. Es handelt sich um sehr chaotische Menschen, oft mit starker Abmagerung, Gedächtnisverlust, Karies der Gehörknöchelchen, Karies der Nasenknochen, sogenannte Sattelnase, Waschzwang und chronischer Ischiasneuritis sind Themen von Luesinum. Die Patienten fühlen sich im Gebirge besser, an der See zeigt sich eine Verschlechterung aller Symptome.

Selbst, wenn alle Therapien versagen, dann ist von der Einzelmittelhomöopathie große Hilfe zu erwarten. Sie ist die individuellste aller Reiztherapien und ist überall und bis zur letzten Stunde einsetzbar. Die Selbstheilungskräfte werden angestoßen und können sich entfalten.

4 Hypertonie behandeln: Aus der Praxis für die Praxis

In Frage und Antwort

Ernährung einschließlich der Genussgifte

*Wie kann ich meinen Körper **natürlich entwässern**? Ist das korrekt, dass ich meinen Körper auch mit Reis, Kartoffeln, Erdbeeren und Spargel entwässern kann, statt mit einem Diuretikum, welches mir mein Hausarzt verschreiben will?*

Sie können Ihren Körper mit diesen Lebensmitteln und grünem Salat entwässern und damit auf jeden Fall einen Teil des Diuretikums einsparen. Sprechen Sie mit Ihrem Arzt über diese gute Vorgehensweise.

***Erhöhen Salz, Geschmacksverstärker und Konservierungsmittel den Blutdruck**? Sind sie ungünstig, wenn man unter einem hohen Blutdruck leidet, stimmt das?*

Ja, gehen Sie mit Kochsalz sparsam um und meiden Sie Konserven und Geschmacksverstärker so gut es geht. Fast Food, Fertiggerichte und überhaupt das Auswärts-essen-gehen sind ungünstig. In der Gastronomie enthalten die Speisen relativ viel Salz, auf diese Weise wird der Getränkekonsum erhöht. Bereiten Sie Ihre Speisen selbst zu und würzen Sie mit Kräutern und anderen Gewürzen. Die Menge von 4–5 g Salz am Tag soll nicht überschritten werden.

Brot selbst backen

Meine Freundin backt sich ihr Brot selbst, weil sie Salz einsparen muss. Sie hat ein Nierenleiden. Lohnt sich das auch für mich, ich habe einen erhöhten Blutdruck?

Ja, natürlich! Im Brot ist relativ viel Salz enthalten. 4–5 g Salz am Tag reicht und diese Menge soll auch nicht überschritten werden. Es gibt so viele leckere Brotrezepte, z. B. Brot mit Kürbiskernen, Oliven, Datteln und Kräutern wie Schnittlauch, Kümmel oder Koriander.

*Mit was soll ich **würzen**, wenn ich salzarm essen muss?*

Zum einen gibt es Diätsalze, wobei Natrium durch andere Mineralstoffe ersetzt ist (Vorsicht bei Nierenerkrankungen), außerdem gibt es das sogenannte Leichtsalz, welches nur zur Hälfte aus Salz und zur anderen Hälfte aus Füllstoffen besteht. Ansonsten würzen Sie doch mit anderen Gewürzen und Küchenkräutern, mit Sojasauce, Worcestersauce und sogenannter Würzmixe ohne Salz aus dem Bioladen oder Reformhaus.

Bluthochdruck-Diät?

*Ich bin 60 Jahre alt und habe **leicht erhöhte Blutdruckwerte**. Ich will alles tun, damit ich keine chemischen Blutdrucktabletten einnehmen muss. Kann ich eine bestimmte Bluthochdruck-Diät einhalten, um dies zu vermeiden?*

Nein, es gibt keine spezielle Bluthochdruck-Diät. Die vitalstoffreiche Vollwertkost nach **Bruker** wird Ihnen helfen, den Blutdruck in den Griff zu bekommen (siehe Kapitel Ernährungsumstellung ab Seite 19).

Wassertreten und Blasenentzündung

Ich habe schwankende Blutdruckwerte und mir hat in der Kur ein Badearzt Wassertreten empfohlen. Das hat mir sehr gut getan. Ich fühlte mich kräftiger und auch ausgeglichener. Jetzt habe ich jedoch schon 3x in diesem Jahr eine Blasenentzündung gehabt. Wie soll ich mich verhalten? Abhärten oder verweichlichen, was das kalte Wasser betrifft?

Bei der akuten Blasenentzündung dürfen keinerlei Kaltanwendungen Einsatz finden. Aber, wenn Ihr Urin in Ordnung ist, dann heißt es: Abhärten! Sie können mit einem Teststreifen überprüfen, ob sich Leukozyten bzw. Bakterien im Urin befinden. Manchmal hat die Blasenentzündung auch eine seelische Ursache.

Stressauflösung – Hilfe bei erhöhtem Blutdruck

Ich bin 56 Jahre alt und von Beruf Sekretärin. Zur Zeit sitze ich oftmals am Computer, zu Hause, coronabedingt. Nach 6 Arbeitsstunden fühle ich mich oft ganz schlimm gestresst. Gibt es aus der Naturmedizin Hilfe, irgendeine Anwendung, welche den Stress auflösen, weil meine Blutdruckwerte dann auch ansteigen? Mit den Rescue Remedy Tropfen habe ich keine gute Erfahrung gemacht, die haben mir nicht geholfen.

Versuchen Sie es mit folgender Mischung für die Duftlampe:
5 Tropfen Palmarosa
3 Tropfen Lavendel fein
1 Tropfen Zeder

Eine weitere Mischung, auch für die Duftlampe:

2 Tropfen Neroli 10 %
5 Tropfen Zitrone
1 Tropfen Palmarosa
1 Tropfen Zeder

Am besten wechseln Sie diese beide Mischungen tageweise ab. Die Rezepturen stammen von Maria M. Kettenring. Sie nennt Neroli das Rescue Remedy (Notfallmittel) der Psycho-Aromatherapie.

Man kann, wenn's schnell gehen soll, 2 Tropfen Neroli 10 % zum Schnuppern auf ein Taschentuch geben. Wieder eine Empfehlung von Maria M. Kettenring.

Der Blutdruck gibt schnell nach, andere Stress-Symptome wie z. B. Herzklopfen verschwinden augenblicklich.

Waldmedizin lässt die Blutdruckwerte purzeln

Wie kann ich meine Selbstheilungskräfte trainieren, damit sich mein Blutdruck normalisiert? Ich habe viel Stress!

Untersuchungen haben bestätigt, dass der Aufenthalt im Wald, ganz besonders im Nadelwald, das Immunsystem sehr positiv beeinflusst. Mehrstündige Wanderungen im Wald stärken unser Immunsystem nachhaltig und die Stresshormone werden reduziert. Aufenthalte im Wald sind Erholung und Entspannung für den ganzen Körper. Die Waldluft ist sehr sauerstoffreich und die ätherischen Öle, vor allem der Nadelbäume, enthalten Terpene. Diese werden durch die Atmungsorgane und auch durch die Haut aufgenommen und kommen im Blut nach kürzester Zeit an.

Es gibt die sogenannte Waldtherapie, Waldmedizin genannt. Schon viele Waldtherapiezentren sind ganz besonders für diese Art der Behandlung geeignet, die sich auch bei Herz-Kreislauf-Erkrankungen und psychosomatischen Indikationen bewährt. In Studien, vor allem in Japan, wurde bewiesen, dass die erhöhten Blutdruckwerte nach einem mehrstündigen Waldspaziergang sinken.

Selbstheilungskräfte werden mobilisiert. Der Aufenthalt im Wald hilft sehr bei psychosomatischen Erkrankungen, hauptsächlich bei Depressionen. Ein Waldspaziergang beruhigt besser als manche Beruhigungspillen. Depressive Patienten können ihre Antidepressiva reduzieren. Stress wird reduziert bzw. abgebaut und zwar auf ganz natürliche Weise.

Viel Erfolg!

Nervosität in den Wechseljahren – Blutdruckerhöhung

Seit den Wechseljahren bin ich einfach nervös. Mein Blutdruck ist leicht erhöht, aber ohne Schwankungen und ohne Spitzen. Wie kann ich mich ganz natürlich beruhigen, ohne Medikamente einnehmen zu müssen? Danke!

Bäder, Teilbäder oder Vollbäder mit einem Zusatz von Baldrian, Lavendel, Hopfen, Melisse oder Heublumen sind beruhigend.

Außerdem hilft Palmarosa-Öl, es wirkt entspannend und beruhigend. Man träufelt 2–3 Tropfen in die Duftlampe. Maria M. Kettenring empfiehlt außerdem für die Duftlampe eine Mischung aus 4 Tropfen Orange, 4 Tropfen Neroli 10 % und 2 Tropfen Zeder.

Ganzkörperwaschungen mit kaltem Wasser, so kalt wie möglich, am besten morgens gleich nach der Nachtruhe, tonisiert das vegetative Nervensystem, erfrischt und beruhigt.

Kneipp'sche Anwendungen bei Bluthochdruck

Kann ich selbst außer Blutdruckmessen, mich gesund ernähren und viel im Freien bewegen noch etwas für mich tun, damit meine Blutdruckwerte auf Dauer sinken?

Ja, vielleicht haben Sie schon mal das Wort „Kneippen" gehört. Pfarrer Sebastian Kneipp kann Ihnen mit seiner Wasserkur helfen. Alle Wa sseranwendungen, welche das vegetative Nervensystem stärken, sind zu empfehlen. Wasseranwendungen im unteren Körperbereich wirken sich auf die Höhe des Blutdrucks aus.

Wechselgüsse, kalte wie warme Güsse, sind am wirksamsten. Sie sind ein wunderbares Gefäßtraining. Der Temperaturreiz, zum einen von kalt zu warm und zum anderen von warm nach kalt, bewirkt eine Immunantwort. Es werden Abwehrzellen gebildet. Das Kältesignal sorgt für eine Erhöhung der Leukozyten, der wichtigsten Abwehrzellen.

Schenkelgüsse und **Kniegüsse** lassen die Blutdruckwerte purzeln. Diese Güsse werden als Wechselgüsse durchgeführt, einige Minuten lang warm und nur einige wenige Sekunden kalt, so kalt wie möglich. Mit einem kalten Guss endet der Vorgang. (Anhang S. 179)

Kaltwaschungen stärken auch das vegetative Nervensystem. Diese können zu jeder Tageszeit durchgeführt werden. Kalte Ganzkörperwaschungen stabilisieren den Kreislauf, wirken auf das vegetative Nervensystem, stimulieren die Abwehrzellen und sind am Abend schlaffördernd. Sie können dem kalten Wasser zu jeder Tageszeit Apfelessig zugeben. Dies ist ein Tipp von Hans Gasperl. Der Apfelessig kühlt.

Beide Anwendungen, sowohl die Kaltwaschungen als auch die Güsse, regen die Selbstheilungskräfte auf ganz natürliche Weise an. Ohne Selbstheilung läuft in der Medizin gar nichts, es gibt keine Heilung, sondern nur Symptombefreiung durch Unterdrückung. Ihre Blutdruckwerte werden auf diese Weise dauerhaft sinken. Dies ist meine Erkenntnis aus über 50-jähriger Erfahrung.

Leicht erhöhte Blutdruckwerte – bedingt durch zu viel Elektrosmog

Zu viel Elektrosmog aus elektrischen Geräten, Fernsehern und Überlandleitungen vertrage ich nicht. Wir sind umgezogen, ein Rutengänger hat mir schon das Bett umgestellt, aber er meinte, die Magnetfelder im Haus müssten neutralisiert werden. Ich habe schon immer beobachtet, dass ich, als ich noch arbeitete und stundenlang am Computer saß, nachts schlechter schlief. Haben Sie Hilfe für mich? Meine Blutdruckwerte sind seit dem Umzug leicht erhöht. Ich fühle mich nicht wohl.

Es gibt da von den australischen Busch-Blüten-Essenzen Hilfe mit einer **Elektro-Essenz**, eine Kombination bestehend aus Busch Fuchsie, Crowea, Fringed Violet, Mulla Mulla, Paw Paw und Waratab. Diese Essenz kann über jede Apotheke bestellt werden und wird Ihnen helfen. Ich habe damit schon viele Menschen behandelt. Ihr Nervensystem wird sich völlig erholen. Dies ist meine Erfahrung. Der Blutdruck kehrt auf Normalwerte zurück.

Kopfschmerzen bei schwankenden Blutdruckwerten

Ich habe seit 10 Jahren erhöhte Blutdruckwerte. Diese schwanken, hypertensive Krisen kommen auch vor. Meine Freundin klagt immer über Schwindel, sie hat auch Bluthochdruck und stark schwankende Werte. Schwindel habe ich nicht, eher diffuse Kopfschmerzen, mal auf der rechten Seite und ab und zu auch auf der linken Seite, meist morgens und nachmittags, abends nie. Schmerztabletten möchte ich nicht nehmen. Gibt es Hilfe aus der Naturheilkunde? Akupunktur hat die Beschwerden vorübergehend gelindert, aber nach ½ Jahr war alles wieder beim Alten.

1. Abklärung bei einem Neuraltherapeuten, Fokussuche
2. Gesichtsgüsse nach Kneipp und wechselwarme Fußbäder
3. Marie M. Kettenring empfiehlt folgende Rezeptur: 10 ml Mandelöl, 3 Tropfen Pfefferminze, 1 Tropfen Neroli 10 %, 2 Tropfen Zitrone. Mit dieser Mischung können Massagen an Stirn, Schläfen und im Nacken vorgenommen werden, am besten im täglichen Wechsel mit der Horvi-Enzym-Serpalgin Salbe.
4. Eine Eigenblutbehandlung, wobei dem Eigenblut Rauwolfia Comp. Ampullen beigemischt werden sollen, empfehle ich. Dies ist eine hervorragende Umstimmungstherapie (Eigenblutbehandlung siehe S. 75).

Oral: Melilotus Homaccord Tropfen nach Anweisung über einige Wochen.

Kreislaufbedingter Schwindel, schwankende Blutdruckwerte

Ich habe stark schwankende Blutdruckwerte und daher immer wieder Schwindelattacken. Welchen Rat können Sie mir geben?

Veratrum album D3, 4x je 5 Globuli über den Tag verteilt; die beiden ersten Gaben im Abstand von 10 Minuten, anschließend über 1–2 Wochen bei Bedarf 2 Globuli, 3x pro Tag bis zu stündlich.

Rescue Remedy Tropfen (Notfallmittel von Dr. Bach) 3x je 2 Tropfen pur auf die Zunge im Abstand von 15 Minuten. Eventuell nach 2 Stunden nochmals wiederholen.

Zusätzlich Injektionstherapie:
1 Ampulle Vertigoheel, 1–2x am Tag, bis Besserung eintritt.

Weitere Möglichkeiten:
Tebonin intens 1x 1 Tablette am Tag,
und Cocculus Olplx nach Anweisung

Anwendungen:
Wechselwarme Fußbäder und kalte Gesichtsgüsse nach Kneipp (siehe S. 177)

HOT – 2x je 10 Sitzungen pro Jahr, im Frühjahr und Herbst, wenn sich der Stoffwechsel umstellt. (siehe S. 76)

Hypertonie

Ich habe seit 3 Jahren einen erhöhten Blutdruck (170/95 mmHg). Meine Tochter hat durch die Blutegelbehandlung dauerhaft Hilfe bekommen. Wie geht man da vor? Und gibt es aus der Naturheilkunde sonst noch Hilfe?

Entweder 4 **Blutegel** im Nacken ansetzen, alle 2–3 Wochen, 3x insgesamt. Im späteren Verlauf alle 6 Wochen über 3 Monate, bzw. **Aderlässe** 1x pro Woche: 150–200 ccm, 6x insgesamt. Ihr Heilpraktiker oder Naturarzt muss zuerst Ihren Allgemeinzustand überprüfen.

Zusätzlich orale Medikation:
Natrium chloratum D6, 4x je 1 Tablette am Tag bis zur Besserung, dann 3x je 1 Tablette am Tag, über Wochen.

- Bei Patienten mit **hochrotem Kopf** und cholerischem Temperament **statt** Natrium chloratum D6: Phönix Aurum spag. nach Anweisung.

Ich empfehle außerdem Kneipp'sche Wasseranwendungen wie Kniegüsse, Schenkelgüsse, am besten wechselwarm, sowie wechselwarme Fußbäder und kalte Ganzkörperwaschungen. (Anhang S. 179)

Tipps, dem Bluthochdruck vorzubeugen

In meiner Familie kommt immer wieder Bluthochdruck vor, mein Opa, meine Mutter und meine Schwester haben erhöhte Blutdruckwerte und schlucken täglich Pillen. Ich bin 30 Jahre alt, kann ich irgendwie vorbeugen, dass ich nicht auch zum Hypertoniker werde?

Ja, da gibt's in der Naturheilkunde Hilfe für Sie. Lutschen Sie täglich 1 Tablette Mucokehl D5 und 1 Tablette Nigersan D6, außerdem sollten 2x täglich je 5 Tropfen sanuvis D2 zum Einsatz kommen. Nach 3

Monaten machen Sie eine Pause von 2 Wochen, dann beginnen Sie wieder von vorn.

Und 1x pro Jahr empfehle ich Ihnen eine HOT (hämatogene Oxidationstherapie), welche am besten im Frühjahr zur Anwendung kommen sollte, dann, wenn der Stoffwechsel sich zu dieser Jahreszeit umstellt. Es handelt sich um 6–8 Sitzungen.

Wenn Sie einen Heilpraktiker oder Naturarzt in der Umgebung wissen, dann bitten Sie um einen Aderlass, jeweils im Frühjahr und Herbst. Der Aderlass hilft am besten, wenn nicht zu viel Blut entnommen wird, sonst wird dies zu schnell wieder nachgebildet, ich empfehle ca. 100 ml–150 ml zu entnehmen, je nach Konstitution. Der Aderlass kann in diesen Umbruchszeiten mehrfach wiederholt werden, wöchentlich oder 2-wöchentlich.

Sollten Sie dennoch irgendwann leicht erhöhte Werte messen, dann essen Sie ganz salzarm und lassen eventuelle Störfelder ausschalten, z. B. entzündete Narben, chronisch entzündete Nebenhöhlen und vereiterte Zähne. Ein Neuraltherapeut ist der Ansprechpartner.

Eine Umstimmungstherapie kommt dann auch in Frage, d. h. eine Eigenbluttherapie. Dies ist eine Reiztherapie, die Selbstheilung wird angestoßen. Dem Eigenblut wird 2x pro Woche je 1 Ampulle Mucokehl D6 zugesetzt. Es werden 2 ml Eigenblut und 1 Ampulle Mucokehl D5 intramuskulär gespritzt, 8 Wochen lang.

Hypertensive Krise – 250/100 mmHg

Bei mir kommt es in letzter Zeit immer wieder zu Spitzenwerten, ich bin 71 Jahre alt. Ich habe keine großen Aufregungen.

Orale Medikation:
Glonoinum D3 (Weleda oder Stauffen Pharma SDF)

Bei alten schwachen Menschen:

Glonoinum D4
jeweils 10–15 Tropfen auf der Zunge zergehen lassen, 10 Minuten sitzen bleiben, dann wieder messen lassen. Eventuell 5 Tropfen nachgeben. Der Blutdruck normalisiert sich zuverlässig sehr schnell.

Weitere Verfahren:
Bei hypertoner Kreislaufsituation dringend die **Ernährung** umstellen, streng kochsalzreduziert essen, **Verzicht** auf Kaffee, Alkohol, Grüntee, Schwarztee. **Eiweißfasten** ist angesagt, sowohl fleischlos als auch Kuhmilch- und Hühnerei-freie Kost. 1x/Woche einen **Fastentag** einlegen, nur **Basentee** nach Dr. Rau trinken (siehe Anhang S. **??**).

Ausreichend **Bewegung** an der frischen Luft: Bei Hypertonie empfiehlt sich ganz speziell Bergwandern, Schwimmen und Skilanglauf.

Selbstheilungskräfte mobilisieren

Ich habe einen erhöhten Blutdruck, meist 170/95 mmHg. Ich bekomme Betablocker. Wie kann ich meine Selbstheilungskräfte stärken, die Ernährung habe ich schon umgestellt und auf regelmäßige Bewegung an der frischen Luft achte ich sehr. Ich bin Rentner, 69 Jahre alt, ich möchte auf normale Blutdruckwerte kommen. Gibt es außer gesunder Ernährung und regelmäßiger Bewegung noch Hilfen aus der Natur?

Natürlich, die Heilkraft des Wassers ist immens. Vertrauen Sie sich einem Kneipp-Arzt an bzw. fahren Sie einmal nach Bad-Wörishofen und erlernen dort die Techniken und Anwendungen, welche für Sie speziell geeignet sind. Güsse in der unteren Körperhälfte und wechselwarme Fußbäder sind bei erhöhtem Blutdruck zu empfehlen, außerdem Ganzkörperwaschungen mit kaltem Wasser – so kalt wie möglich. Gesunde Ernährung, ausreichend Bewegung an der frischen Luft in Form von Ausdauertraining wie Wandern, Schwimmen, Skilanglauf und Radfahren und **Kneipp'sche Anwendungen**, das sind 3 ganz wichtige Pfeiler für den Bluthochdruck im Alter.

Die Stärke und die Häufigkeit der Anwendungen hängen von Ihrer Gesamtkonstitution ab. Alles wird von einem erfahrenen Kneipp-Arzt individuell dosiert. Zuhause können Sie die Anwendungen dann weiterhin selbst durchführen.

Bluthochdruck im Alter I

In meiner Familie ist der Bluthochdruck groß geschrieben, genauer gesagt ein Altershochdruck. Mütterlicherseits und auch väterlicherseits haben fast alle Familienmitglieder etwa mit 60–65 Jahren aus unerklärlichen Gründen einen hohen Blutdruck bekommen. Mein Arzt sagte, es seien ursprünglich die Gefäße, welche im Alter nicht mehr elastisch genug sind, die Ursache. Ich möchte keinen hohen Blutdruck bekommen. Können Sie mir naturheilkundlich helfen? Ich bin 58 Jahre alt.

Ja, lutschen Sie täglich 1 Tablette Mucokehl D5, morgens, und abends 1 Tablette nigersan D6, dazu sollten Sie täglich 2x je 5 Tropfen sanuvis D2 einnehmen. Arginin-diet (Firma Biofrid) sollte auch zum Einsatz kommen. Diese Arzneien nehmen Sie am besten über 3–4 Monate, dann machen Sie eine kurze Pause von 2 Wochen, und dann wieder von vorne usw.

Anwendungen wie Ozon und HOT (hämatogene Oxidationstherapie) sollten auch 1x im Jahr zum Einsatz kommen, wenn möglich im Frühjahr und Herbst, wenn der Stoffwechsel sich umstellt (siehe Kapitel VIII und IX). Bei der Ozontherapie sind es 10 Sitzungen, 2x pro Woche, bei der HOT 6–8 Sitzungen, ebenfalls 2x pro Woche.

Es gibt da noch eine Pflanze, welche in Korea bzw. in Sibirien wächst, das ist die Ginseng-Wurzel. In Reformhäusern gibt es Ginseng in Trinkampullen und auch die Wurzel zum Kauen. Sowohl der koreanische als auch der sibirische Ginseng haben einen positiven Einfluss auf die Gefäße im Alter. Diese bleiben elastischer. Wechseln Sie am besten ab, machen Sie im Frühjahr z. B. eine Kur mit dem koreanischen Ginseng und im Herbst besorgen Sie sich den sibirischen Ginseng. Ich habe in meiner Praxis über Jahrzehnte damit gute Erfahrung gemacht.

Und, was nicht fehlen darf, ist die Behandlung mit Bachblüten. Lassen Sie sich am besten Ihre persönlichen Bachblüten von einem Bachblütentherapeuten bestimmen. Das lohnt sich auf jeden Fall!

Bluthochdruck und L-Arginin

Ich bin Hypertoniker, meine Werte sind einigermaßen stabil, aber zufrieden bin ich nicht. Meist messe ich 160/90 mmHg. Meine Tochter arbeitet in der Apotheke und empfiehlt mir die Aminosäure L-Arginin. Ist dieser Rat gut? Haben Sie sonstige Vorschläge, welche meinen Blutdruck positiv beeinflussen können? Ich bin erst 50 Jahre alt und möchte nicht gerne mehrere chemische Pillen nehmen.

L-Arginin können sie kurweise einsetzen. Es ist ein gutes Präparat für arterielle Gefäßprobleme.

Eine Eigenblutbehandlung empfehle ich Ihnen (siehe S. 75). Es handelt sich um eine Umstimmungstherapie, die Selbstheilungskräfte werden angestoßen.

Dem Eigenblut wird Melilotus Homaccord beigemischt, in schweren Fällen, was scheinbar bei Ihnen nicht der Fall ist, Rauwolfia compositum.

Als orale Gabe, falls das Eigenblut bei Ihnen nicht in Frage kommt, empfehle ich ebenso Melilotus Homaccord 2–3 Monate einzunehmen, anschließend für längere Zeit Homviotensin.

Was bei Ihnen an Behandlung noch in Frage kommt, ist eine Bachblütentherapie, da Ihre Blutdruckwerte nicht extrem erhöht sind. Ein Bachblütentherapeut stellt Ihnen Ihre persönlichen Bachblüten zusammen. Dies ist eine nebenwirkungsfreie Therapie, welche auch wieder die Selbstheilungskräfte anstößt.

Außerdem gibt es von der Firma sanum eine Arznei, mit der ich viel Erfolg hatte. Es handelt sich um ein Pilzpräparat mit dem Namen Aspergillus oryzae in der Verdünnung D6. Es werden 1x pro

Tag je 5–10 Tropfen eingenommen bzw. in die Ellenbeuge eingerieben. Versuchen Sie es einmal! Dies ist auch eine nebenwirkungsfreie Therapie.

Sehr gut ist, wenn Sie einen Hausarzt haben oder finden, der Ihnen einen Aderlass macht. Sie sollen nicht Blut spenden, sondern es soll nur eine kleine Menge Blut entnommen werden, und das 1x im Monat. Unter einer kleinen Menge Blut verstehe ich 100–150 ml, je nach Konstitution. Wenn eine größere Menge entnommen wird, dann ist dies ein Reiz, dass es schnell wieder nachgebildet wird. Dies ist nicht der Zweck von Aderlass.

Ausreichend Bewegung an der frischen Luft, Bergwandern ist angesagt.

Außerdem soll die Ernährung umgestellt werden, d. h. kochsalzreduziert essen, Verzicht auf Kaffee, Alkohol, Grüntee und Schwarztee. Eiweißfasten ist wichtig, wenig Fleisch, und eine Kuhmilch- und Hühnerei-freie Kost. Immer mal wieder einen Fasttag einlegen, an welchem nur Basentee nach Dr. Rau getrunken wird (siehe S. **??**).

Zigarette rauchen

Ich bezeichne mich als Suchtkrüppel. Ich habe schwere Durchblutungsstörungen im rechten Bein. Das Rauchen (30 Zigaretten am Tag) kann ich nicht lassen. Ich habe schon 7x versucht aufzuhören und bin immer wieder rückfällig geworden. Ich hatte keinen besonderen Stress als Anlass und trotzdem hat's nicht geklappt. Ich bitte um Hilfestellung, ich will es nochmal versuchen.

Wenn Sie jetzt mit dem Entzug beginnen, dann nehmen Sie 8 Tropfen Mucedokehl D5 1x pro Tag, zusätzlich 6x pro Tag je 1 Tablette Muscarsan D6 über den Tag verteilt.

Es gibt ein hervorragendes homöopathisches Arzneimittel von der Firma Heel in Ampullenform, es heißt Neuro-Injeel, dies kann Ihnen Ihr Hausarzt in die Vene spritzen, anfangs 3 Tage lang hintereinander, dann 2x pro Woche, anschließend 1x pro Woche weitere 10 Wochen. Die orale Arznei sollten Sie auch über 2–3 Monate einnehmen.

Cerebrum comp Ampullen, auch von der Firma Heel, kommen eventuell zum Einsatz, falls die oben genannte Arznei nicht ausreicht. Diese Ampullen werden 2x pro Woche subcutan gespritzt, später 1x pro Woche.

Man kann beide Ampullen auch trinken.

Apfelsinen und Milchprodukte in jeder Form, von der Sahnetorte bis zum Käse, helfen akut sehr gut.

Wenn es nach Monaten dann immer wieder zu PSA (periodischen Suchtanfällen) kommt, dann nehmen Sie die oben genannte Arznei und essen Apfelsinen und trinken Milch oder Kakao.

Stabilisieren Sie unbedingt Ihr vegetatives Nervensystem mit Ganzkörperwaschungen mit kaltem Wasser, so kalt wie möglich, 1x pro Tag.

Bluthochdruck im Alter II

Unser Opa, 81 Jahre alt, hat einen hohen Blutdruck, einen Altershochdruck. Gibt es aus der Naturheilkunde Hilfe? Bei uns nimmt die ganze Familie nicht gerne chemische Arzneien?

Ja, es gibt Hilfe. Die Arznei, die er unbedingt einnehmen sollte, ist sankombi D5 in Tropfenform, 2x pro Tag je 5 Tropfen sollten eingenommen werden. Außerdem sollte die Aminosäure L-Argenin eingesetzt werden.

Aus der Homöopathie soll Viscum album D12 zum Einsatz kommen, 2x pro Tag je 1 Tablette über Monate lutschen. Ebenso unbedingt Cralonin Tropfen nach Anweisung zur Herzstärkung einnehmen.

Eine Anwendung empfehle ich dringend. Es ist die HOT (hämatogene Oxidationstherapie), eine Sauerstofftherapie. 8–10 Sitzungen, 2x pro Woche. Diese Therapie sollte 2x pro Jahr in Anspruch genommen werden, und zwar im Frühjahr und Herbst, wenn der Stoffwechsel sich umstellt.

Eine Anwendung, welche Sie selbst ganz einfach ohne großen Zeitaufwand durchführen sollten, ist die Ganzkörperwaschung mit kaltem Wasser, so kalt wie möglich. Diese sollte 1x pro Tag erfolgen, am besten morgens, gleich wenn Sie aufstehen. Das vegetative Nervensystem wird gestärkt, die Selbstheilungskräfte werden zum Einsatz kommen, die Immunkraft wird enorm stabilisiert. Von Kopf bis Fuß abwaschen und vor allem das Gesicht und die Füße nicht vergessen.

Auch Wechselgüsse in der unteren Körperhälfte sind zu empfehlen, z. B. Knie- und Schenkelgüsse. (Anhang S. 179)

Bluthochdruck und Neuraltherapie

Ich habe einen erhöhten Blutdruck, ich bin 58 Jahre alt. Mein Arzt wollte mir erst gar keine Arznei geben, er sagte, ich solle meine Zähne und sonstige Störfelder untersuchen lassen. Ein Neuraltherapeut soll hinzugezogen werden. Er hat mir dann doch Betablocker verordnet. Was macht ein Neuraltherapeut? Was ist die Neuraltherapie? Können Sie mich aufklären? Ist der Gang zum Neuraltherapeuten zu raten?

Auf jeden Fall! Der Neuraltherapeut findet Störfelder, welche Auslöser für eine chronische Erkankung sind, z. B. können tote Zähne, Narben oder eine Nebenhöhlenentzündung in Frage kommen. Die Herde werden dann beseitigt, entstört und die chronischen Krankheiten verschwinden manchmal augenblicklich und für immer. Ich rate Ihnen dringend zu dem Gang zum Neuraltherapeuten.

Hypnose und Bluthochdruck

Mein Hausarzt, welcher eigentlich nicht homöopathisch arbeitet, bietet auch Hypnose an. Diese Behandlung sei mittlerweile für viele Krankheiten anerkannt und würde bei Bluthochdruck helfen. Kann ich es wagen, mal ein paar Sitzungen zu nehmen? Was halten Sie davon? Mein Blutdruck ist erhöht und neigt bei Aufregung oder Überlastung zu Krisen. Ich bin 55 Jahre alt.

Hypnose ist geeignet für Patienten mit erhöhten Blutdruckwerten. Der während der Hypnose veränderte Bewusstseinszustand ist durch eine tiefe Entspannung gekennzeichnet. Man ist offen für Fremdeinflüsse. Ruhe und Entspannung sind die Voraussetzung für das optimale Wirken der Selbstheilungskräfte. Diese werden durch die Hypnose massiv angeregt.

Hypnose hilft bei Schmerzen aller Art, bei erhöhten Blutdruckwerten, bei Angstzuständen, Süchten usw.

Ich rate Ihnen zu dieser Therapie, da ausschließlich die Selbstheilung zum Einsatz kommt.

Thrombozythämie

Thrombozythämie heißt diese schreckliche Diagnose, welche ich vorgestern gesagt bekam. Mein Bluthochdruck sei eine Folge davon. Gibt es aus der Naturheilkunde Hilfe? Danke!

Orale Medikation:
Phosphor Homaccord Tropfen (Heel) nach Anweisung.

Falls dies nicht zum gewünschten Erfolg führt, bietet sich eine **Horvi-Therapie** an, entnommen dem Horvi-Enzymed-Rezeptierbuch und mehrfach mit sehr gutem Erfolg in meiner Praxis eingesetzt.

Injektionen:
Horvi-Enzym-C 33
und Horvi-Enzym-Mokassin forte
je 2 ml gleichzeitig, **getrennt**, i.m. oder tief s.c. injizieren. Diese Präparate im fortlaufenden Wechsel mit folgenden Präparaten MO, MI, FR, MO usw. injizieren:

Horvi-Enzym-C 300
und Horvi-Enzym-Crotalus forte
je 2 ml gleichzeitig, **getrennt**, i.m. oder tief s.c. injizieren.

Orale Medikation:
Horvi-Nukleozym comp. 9
Horvi-Enzym-X 44
3x/Tag je 8 Tropfen im Abstand von 5–10 Minuten auf der Zunge zergehen lassen, vor dem Essen.

Horvi-Enzym-C 33 liq.
und Horvi-Enzym-Mokassin forte liq.
an injektionsfreien Tagen, DI + SA, 3x/Tag je 8 Tropfen im Abstand von 5–10 Minuten auf der Zunge zergehen lassen, nach dem Essen.

Horvi-Enzym-C 33
und Horvi-Enzym-Russelli forte liq.
2x/Woche (z. B. DI + FR), 1x pro Tag je 8 Tropfen im Abstand von 5–10 Minuten auf der Zunge zergehen lassen, nach dem Essen.

Horvi-Enzym-Horvitrigon forte liq.
und Horvi-Enzym-Mokassin forte liq.
2x/Woche (z. B. MO + DO), 1x pro Tag je 8 Tropfen im Abstand von 5–10 Minuten auf der Zunge zergehen lassen, nach dem Essen.

Bluthochdruck – sanum Therapie und Horvi-Enzym Therapie

Ich musste meiner Schwester beim Packen helfen, sie geht für 4 Wochen in die REHA wegen des Zustands nach einer Operation des rechten Hüftgelenks. Da kamen mir Arzneien wie Mucokehl D4 Kapseln und Horvi-Enzym-Crotalus forte Ampullen in die Finger. Nach Befragen antwortete sie mir, diese Arzneien seien gegen ihren erhöhten Blutdruck. Bis vor 3 Monaten hat sie Mucokehl D4 Kapseln genommen und noch weitere Präparate der Firma sanum. Zur Zeit bekommt sie Spritzen von der Horvi-Enzym-Therapie, diese sollten auch in der REHA fortgesetzt werden.
Ich habe ebenfalls einen erhöhten Blutdruck mit ca. 170/100 mmHg und nehme Betablocker. Ist so eine Anwendung auch für mich gut? Es handelt sich anscheinend um Naturmittel und die ziehe ich den chemischen Arzneien grundsätzlich vor.

Beide Behandlungsmethoden sind gut und mobilisieren die Selbstheilungskräfte. Die sanum-Therapie ist außerdem eine Regulationstherapie. Der Säure-Base-Haushalt wird als erstes in Ordnung gebracht und dadurch können die Selbstheilungskräfte besser zur Wirkung kommen. Wenn Sie es mit der sanum-Therapie versuchen wollen, dann rate ich Ihnen 8 Wochen lang, 2x pro Woche, Mucokehl D5 1 Ampulle, intravenös spritzen zu lassen und zusätzlich 1 Ampulle Mucokehl D5 intramuskulär. Nach diesen 8 Wochen sollte als Langzeittherapie Mucokehl D4 als Kapsel 1x morgens Einsatz finden und abends 1 Tablette nigersan D5. Von Anfang an soll Aspergillus oryzae von sanum in Form von Tropfen eingenommen werden, 1x 10 Tropfen pro Tag vor dem Frühstück.

Eine weitere Medikation von Anfang an ist Natrium chloratum D6, 3x pro Tag je 1 Tablette lutschen, ebenfalls als Langzeittherapie.

Vorsorge bei Hypertonie
Streng vegetarische Kost, wenig Kochsalz, Bewegung an der frischen Luft in Form von Ausdauertraining, d. h. Wandern und Schwimmen in offenen Seen.

Die Horvi-Enzym-Therapie hilft auch gut, ich habe über Jahrzehnte mit dieser Art der Behandlung sehr gute Erfolge erzielt. Folgende Arzneien kommen zum Einsatz:

Injektionen:
Horvi-Enzym-Crotalus forte und Horvi-Enzym-Naja mite – 2 ml Crotalus forte und 3 ml Naja mite gleichzeitig, **getrennt**, i.m. oder tief s.c. injizieren, wobei dem Crotalus forte jeweils 1 ml **Horvi-C 4** beigemischt werden sollte. Diese Präparate im fortlaufenden Wechsel mit folgenden Präparaten Mo., Mi., Fr., Mo. usw. injizieren:
Horvi-Enzym-Triturus und Horvi-Enzym-Latromactan – je 2 ml gleichzeitig, **getrennt**, i.m. oder tief s.c. injizieren.

Orale Medikationen:
Horvi-Enzym-AP 7 und Horvi-Nukleozym Comp. 11 – 3x täglich je 8 Tropfen, im Abstand von ca. 5 bis 10 Minuten perlingual, vor dem Essen. Alle Tropfen mindestens 1 Minute im Mund behalten!

Wichtige Zusatzmedikation:
Coenzym Q 10

Blutdruckkrisen als Ursache von Schlafstörungen

In unregelmäßigen Abständen kommt es bei mir zu Blutdruckkrisen. Leicht erhöht ist mein Blutdruck schon immer, mit Homviotensin komme ich eigentlich normalerweise gut hin. Immer mal wieder steigen die Werte, ich habe dann Kopfschmerzen, Sehstörungen und Schlafstörungen. Ich kann dann manchmal die ganze Nacht nicht schlafen. Gegen die Sehstörungen habe ich ein kleines Wundermittel. Mucokehl D5 Augentropfen helfen augenblicklich. Gegen die Schlafstörungen oder ursächlich gegen die Blutdruckkrisen gibt es doch sicherlich auch Hilfe? Danke.

Lassen Sie sich von Ihrem Hausarzt oder Heilpraktiker im Nacken 1x pro Monat je 4 Blutegel ansetzen, dies verhindert die hypertensive Krise. Sollte es dennoch zu einer Blutdruckerhöhung kommen, dann nehmen Sie 10 Tropfen Glonoinum D3, eventuell später nochmals 5 Tropfen, dann können Sie wieder Normalwerte messen.

Eine weitere zuverlässige Anwendung ist der Aderlass, die Menge der Blutentnahme und der Häufigkeit muss Ihr Heilpraktiker oder Naturarzt individuell festlegen.

Kopfschmerzen bei Bluthochdruck

Ich leide unter Bluthochdruck und immer wieder unter Kopfschmerzen, manchmal handelt es sich um einen lokal begrenzten, manchmal um einen diffusen Kopfschmerz. Migräneattacken sind das nicht. Gibt es Hilfe aus der Naturheilkunde?

Aus der Naturheilkunde und aus der Homöopathie gibt es Hilfe. Pfefferminzöl wirkt abschwellend und krampflösend. Sie können mit diesem Öl eine kleine Massage durchführen, dort wo der Kopfschmerz sitzt, z. B. über der Schläfe oder über der Stirn. Sie können auch über ca. 15 Minuten eine Kompresse, in Wasser getaucht und mit einigen Tropfen Pfefferminzöl beträufelt, auf die Stelle legen.

Gelsemium Homaccord ist eine weitere Arznei, die dem Kopfschmerz entgegenwirkt. Nehmen Sie die Tropfen nach Anweisung.

Wenn der Kopfschmerz nur linksseitig ist, über dem linken Auge, kommt Spigelia D30 in Frage, 1 Tablette oder 3 Globuli, zunächst einmalig, eventuell nach 2 Stunden wiederholen.

Bei ganz starken Schmerzen kommen Serpalgin Tropfen in Frage von der Firma Horvi (siehe Anhang S.184).

Kalte Gesichtsgüsse und wechselwarme Fußbäder sind sehr zu empfehlen.

Alkohol moderat genießen

Mein Mann und ich trinken jeden Abend eine Flasche Weißwein zusammen (meist 0,7 l). Mein Blutdruck ist seit 2 Monaten erhöht. Soll ich auf Rotwein umsteigen? Erhöht der Alkoholgenuss den Blutdruck?

Wenn Sie abends Wein trinken wollen, dann rate ich Ihnen erstens zu Rotwein und zweitens nicht mehr als 0,2 l zu trinken. Diese Menge ist vertretbar, aber am besten meiden Sie den Alkohol ganz. Alkohol treibt den systolischen Blutdruckwert in die Höhe. Bei Männern liegt die Grenze bei 0,33 l, bei Frauen bei 0,2 l.

Rauchen ist ein starkes Gefäßgift

Ich habe in meinem Leben, vor allem in den letzten Jahren, täglich 40 Zigaretten geraucht. Ich leide an Hypertonie, Übergewicht habe ich auch, so ungefähr 10 kg zu viel, ich bin 169 cm groß und die Waage zeigte vor ca. 8 Wochen 80 kg an. Jetzt will ich aufhören mit dem Rauchen, ich habe es vor 10 Jahren schon mal versucht, aber da habe ich nochmals einige Kilo zugelegt. Meine Freundin hat das gleiche Problem, ihr Hausarzt hat ihr vor ½ Jahr geraten, maximal 8 Zigaretten pro Tag zu rauchen und dafür die Süßigkeiten weg zu lassen. Das hat sie ohne ganz große Probleme geschafft. Das Gewicht ist stabil und mit den 8 Zigaretten kommt sie gut hin. Kann ich auch so vorgehen? Ich wollte es mal probieren. Als ich vor 10 Jahren das Rauchen für 3 ½ Monate aufgegeben habe, hat mich der Süßhunger bald umgebracht und keine Hose passte mehr.

Ja, das ist zunächst ein guter Vorschlag von dem Hausarzt Ihrer Freundin. Versuchen Sie es, es wird bestimmt klappen. Teilen Sie sich die Zigaretten ein, und vielleicht kommen Sie ohne Süßigkeiten zurecht. Ich wünsche Ihnen viel Erfolg!

Auf diese Art und Weise, mit diesem Vorgehen, habe ich einige Patienten ganz vom Rauchen abgebracht.

Kräuter statt Salz

Ich bin keine gute Köchin. Wenn ich mit Salz langsam machen muss, welche Gewürze sollen zum Einsatz kommen? Mein Mann und ich haben erhöhten Blutdruck. Wir sind beide 55 Jahre alt.

Setzen Sie Kräuter statt Salz ein. Curry, Chili, Paprika, Knoblauch, Nelken, Muskat und Pfeffer eignen sich gut und den Salat bereiten Sie mit Balsamico-Essig, Öl und Leichtsalz aus dem Reformhaus zu. Trinken Sie Leitungswasser statt natriumhaltiges Mineralwasser, dieses können Sie 20 Minuten köcheln bevor es zum Einsatz kommt. Es muss aber nicht sein.

Lakritze als Blutdruckbeschleuniger

Meine Großtante, welche so wie ich einen erhöhten Blutdruck hat, warnt mich vor Lakritze, die ich leidenschaftlich gerne esse, und die so schädlich wie Salz bzw. andere Genussgifte sei. Stimmt das?

Ja, Lakritze, Kochsalz, Kokain und Nikotin sind Blutdruckbeschleuniger bzw. starke Gefäßgifte.

Bluthochdruck durch Einsatz der Selbstheilungskräfte heilen

Bluthochdruck ist in meiner Familie erblich. Mein Vater hat sehr hohe Werte und oft auch Blutdruckkrisen mit Spitzenwerten von 220/130 mmHg. Bei meiner Mutter schwanken die Werte, aber diese liegen auch immer über dem erstrebten Normalwert. Beide schlucken Betablocker und Diuretika. Meine Frage: Kann ein Bluthoch druck auch behandelt werden, indem man Selbstheilungskräfte mobilisiert? Gibt es solche Therapien?

Aber selbstverständlich! Es kommen die Horvi-Enzym-Therapie in Frage (siehe S. 72), die sanum-Therapie, die Bach-Blüten-Therapie, die Blutegeltherapie, der Aderlass, die Hypnose, die Eigenbluttherapie und vor allem die Homöopathie. Dies sind Maßnahmen, welche ausschließlich oder teilweise die Selbstheilungskräfte ankurbeln.

Die spezifischste, die individuellste aller Reiztherapien ist die Homöopathie. Mit dieser Therapie hat man die besten Chancen, die Werte in den Normbereich zu bekommen.

Hilfe aus der Homöopathie

Ich messe manchmal bei mir auch schon erhöhte Blutdruckwerte, ich bin 60 Jahre alt, meine Mutter hatte einen hohen Blutdruck. Kann ich aus der Naturheilkunde bzw. Homöopathie Hilfe bekommen? Ich war noch nicht beim Arzt. Die Werte sind so um 150/95 (155/90) mmHg.

Am besten lassen Sie sich von einem Einzelmittelhomöopathen das für Sie passende Konstitutionsmittel suchen. Es gibt viele Arzneien gegen erhöhten Blutdruck. Eine Auswahl nenne ich Ihnen. Ihr Homöopath bringt nach eingehendem Gespräch und Untersuchung Ihren Bluthochdruck auf Normalwerte.

Aurum metallicum – gut einsetzbar bei Gefäßsklerose, bei Patienten mit Depressionen und nächtlichen Schmerzanfällen. Alle Beschwerden sind nachts schlimmer, vor allem der Kopfschmerz.

Lachesis muta – diese Menschen haben große Redelust. Alles ist nach dem Erwachen morgens schlimmer. Die Patienten klagen über schlechten Schlaf. Abends sind sie hellwach, haben Herzklopfen, sind jedoch sehr leistungsfähig.

Barium carbonicum – Gedächtnisverlust, oft geistige Schwäche. Die Gefäße degenerieren, oftmals bilden sich Aneurysmen, welche zur Ruptur neigen.

Viscum album – essentielle Hypertonie. Wenn zusätzlich eine Arteriosklerose vorliegt, Schwindel, Herzklappeninsuffizienz.

Glonoinum – die Patienten haben oftmals einen hochroten Kopf, Herzklopfen und Blutstau.

Arsenicum album – Nierenhochdruck. Die Patienten sind ängstlich und leiden unter nächtlicher Verschlimmerung aller Beschwerden. Sie sind schnell erschöpft, ihre Schmerzen brennen.

Ginseng – die Patienten leiden unter großer Erschöpfung, sind depressiv. Im Alter neigen sie zu Bluthochdruck.

Arnica – eine Arznei bei Verletzungen, Prellungen, außerdem sind Angina pectoris und Schlaganfall ein Thema dieses Mittels. Die Patienten haben oft ein rotes Gesicht.

Man kann die homöopathische Behandlung auch mit einer Bach-Blüten-Behandlung ergänzen, beide Therapien sind kombinierbar und wirken ausschließlich über die Selbstheilungskräfte. Es ist sinnvoll, dass beide Therapien zusammen zum Einsatz kommen.

Die Bach-Blüten helfen vorbeugend als alleinige Arznei und im Zusammenhang mit der Homöopathie ergänzend. Die Bach-Blüten wirken über die Psyche. Wenn der Blutdruck durch Stress, Hektik, Überforderung entgleist ist, bringen sie die Seele wieder ins Gleichgewicht und erlauben somit auch den homöopathischen Einzelmitteln die Selbstheilungskräfte anzustoßen. Natürlich ist Homöopathie die stärkste, spezifischste Reiztherapie und muss an erster Stelle stehen. Sie wird Ihnen sicherlich helfen.

Hypertensive Krise

Ich bin 63 Jahre alt und habe seit den Wechseljahren immer wieder Blutdruckspitzen, es kommt alle 6 Wochen etwa ohne Erklärung zu Krisen. Ich bekomme jedes Mal einen hochroten Kopf und messe Werte von ca. 220/130 mmHg. Oft kombiniert mit Angst, obwohl ich diese Situation kennen müsste. Gibt es aus der Homöopathie Hilfe?

Ja, es gibt Hilfe:

Orale Medikation:
Glonoinum D3 (Stauffen Pharm SDF oder Weleda), bei alten Menschen Glonoinum D4, jeweils 10–15 Tropfen auf der Zunge zergehen lassen, 10 Minuten sitzen bleiben, dann wieder messen. Eventuell 5 Tropfen nachgeben. Der Blutdruck normalisiert sich zuverlässig sehr schnell.

Eventuell einen Aderlass von 100–150 ccm vornehmen lassen, je nach Situation und Konstitution.

Die Ernährung muss unbedingt kochsalzarm sein. Eiweißfasten ist nötig, fleischlos und Kuhmilch- und Hühnerei-freie Kost. 1x pro Woche einen Fastentag einlegen, nur Basentee nach Dr. Rau trinken (siehe Anhang S. **??**).

Vielleicht ist in Ihrer Nähe ein Heilpraktiker, welcher Ihnen Blutegel setzen kann, diese Anwendung verhindert, dass solche Krisen kommen.

Bluthochdruck und Nervosität

Meine ältere Schwester sagt immer, ich bekäme auch einmal wie sie einen erhöhten Blutdruck, ich sei närrisch und hektisch. Ich hätte überhaupt kein Sitzfleisch. Kann ich vorbeugend was tun, vielleicht hat meine Schwester sogar recht.

Ja, auf jeden Fall. Eine Bach-Blüten-Therapie hilft Ihnen ganz sicher. Es gibt eine ganze Reihe von Bach-Blüten, die für Sie in Frage kommen. Ich nenne Ihnen hier mal die Wichtigsten, und ein guter Bach-Blüten-Therapeut wird Ihnen Ihre persönliche Mischung zusammenstellen. Viel Erfolg mit dieser Behandlung!

Impatiens – drüsentragendes Springkraut. Menschen, welche diese Blüte benötigen, sind unruhig, ungeduldig, es geht ihnen alles nicht schnell genug.

Rock Rose – gelbes Sonnenröschen – man ist kopflos, voller Panik, Angst und Schreck sitzen tief, man kann sich überhaupt nicht beruhigen, man hat keinen Überblick mehr.

Holly – Stechpalme – diese Patienten sind verärgert, gereizt, wütend, eifersüchtig und aggressiv. Dadurch entsteht die Krankheit.

Rock Water – Wasser aus einer Heilquelle – Menschen, die Rock Water brauchen, sind sehr kontrolliert, streng zu sich selbst, gönnen sich nichts, vor lauter Disziplin werden sie krank.

Vervain – Eisenkraut – diese Menschen sind sehr idealistisch, wollen die Welt verbessern, werden dadurch oft aufdringlich und intolerant, sie verlangen zu viel von sich selbst.

Vine – Weinrebe – diese Menschen sind herrschsüchtig, wissen alles besser, sind intolerant und rechthaberisch. Daraus resultiert ein hoher Blutdruck.

Willow – gelbe Weide – Patienten, die diese Blüte benötigen, sind verbittert, unversöhnlich, hadern mit dem Schicksal, fühlen sich ungerecht behandeln.

Eigenblut und Blutdruck

Mein Hausarzt, der selbst keine Eigenblutbehandlung vornimmt, meinte im Gespräch, vielleicht könne diese Behandlung auch mal helfen. Können Sie dazu etwas sagen?

Ja, Eigenblutbehandlung ist eine Umstimmungstherapie, eine Reiztherapie und ist auch zur Senkung des hohen Blutdrucks geeignet. Ich habe damit keine große Erfahrung, aber Harald Krebs, Heilpraktiker, hatte viel Erfahrung und Erfolge mit der Eigenbluttherapie und setzte diese auch bei der Hypertonie ein. Er verabreichte 8 Wochen lang 2x pro Woche dem Patienten 1 Ampulle Mucokehl D5, intravenös, entnahm 2,0 ml Eigenblut und spritzte dies gemischt mit einer weiteren Ampulle Mucokehl D5 muskulär ins Gesäß. Ich war in seiner Praxis als Gastarzt 2 Wochen lang und konnte mich von den Erfolgen überzeugen.

Schwindelattacken bei stark schwankenden Blutdruckwerten

Immer wieder diese Schwindelattacken, welche 1–3 Tage dauern, dann geht's wieder langsam zurück. Die Halswirbelsäule ist nicht der Auslöser. Durchblutungsstörungen seien die Ursache, meinte mein Hausarzt. Ich bitte Sie um eine homöopathische Arznei, welche mir während der Attacke hilft und vielleicht auch vorbeugend. Ich bin 75 Jahre alt, und meine „Arznei" ist: ca. 2 Tage im abgedunkelten Raum liegen. Vielleicht gibt's doch was, das wenigstens lindert.

Ja, es gibt gute Präparate, z. B. von der Firma Heel. Nehmen Sie bei den ersten Anzeichen Vertigoheel Tropfen nach Anweisung. Außerdem sollte Ihnen Ihr Hausarzt oder Heilpraktiker folgende Mischspritze verabreichen:

1 Ampulle Vertigoheel
1 Ampulle Conium S

1 Ampulle Circulo-Injeel
1 Ampulle Cralonin
Zusammen aufziehen und intravenös spritzen, 3 Tage lang 1x pro Tag, anschließend 2 Wochen lang, 2x pro Woche.

Langzeittherapie:
Propionibacterium avidum D5, anfangs 3x pro Woche je 1 Kapsel, dann 2x pro Woche.

Psychische Symptome, welche den Blutdruck ansteigen lassen

(Angst, Verzweiflung, Panikattacken, Folgen von Schock oder Schreck)

*Ich leide unter **Angstzuständen** und **Panikattacken**, ich bin völlig verzweifelt. ich soll mich gegen CoViD-19 impfen lassen, sonst verliere ich meinen Job. Mein Arbeitgeber setzt mir zu. Als Kind habe ich eine Impfung nicht vertragen, die Haare fielen mir aus, meine Mutter hat jetzt noch Bilder davon. Es war, in der Erinnerung meiner Mutter, die Masernimpfung. Ich bin alleinerziehend, habe 2 Kinder und brauche jeden Euro. Ich bitte um Hilfe, da mein Blutdruck während der Panikattacken stets steigt.*

Folgende Rezeptur hat sich über Jahrzehnte bewährt:
Aconitum napellus D30, einmalig pro Woche 2 – 3 Globuli in Wasser auflösen, langsam schluckweise trinken.

Außerdem:
Rp. Rescue Remedy Tropfen 5,0
Sweet Chestnut Tropfen 1,0 ad 6,0
von dieser Tropfenmischung zu Beginn alle 10 Minuten 2 Tropfen auf die Innenseite der Unterlippe geben, später stündlich oder seltener.

Zusätzlich:
1 Ampulle Neuro-Injeel i.v. spritzen. Diese Injektion kann am selben Tag nochmal wiederholt werden, das ist aber meistens nicht nötig.

*Ich bin ein Mensch der **Zwänge**, am ausgeprägtesten ist der Waschzwang. Ich kann gar nicht zählen, wie oft ich meine Hände am Tag wasche. Und mein Hausarzt, der mich gut kennt, sagt, dass dies die Ursache für meinen Bluthochdruck sei. Gibt es Hilfe? Bis jetzt konnte mir niemand helfen!*

Luesinum D200, 1x pro Monat 2 Globuli, über ein ganzes Jahr, und Arsenicum album D6, 3x pro Tag je 1 Tablette, 6 Wochen lang, dann eine Pause von 8 Wochen, und wieder 6 Wochen lang.

Danach sollte ein Heilpraktiker prüfen, wie die homöopathische Therapie weiter geht.

Eine Bach-Blüten-Therapie empfehle ich dringend.

Zustand nach Schock

Bei uns hat's gebrannt. Mitten in der Nacht weckte uns die Feuerwehr, der Schuppen brannte. Genaueres möchte ich hier jetzt nicht schildern sondern nur sagen, dass ich seitdem stark schwankende Blutdruckwerte messe. Mal hoch (180/70 mmHg), dann wieder Normalwerte usw. Ich hatte noch nie erhöhte Blutdruckwerte. Können Sie mir helfen?

Natrium chloratum D200, je 2 Globuli alle 4–5 Wochen, 5x insgesamt und Rescue Remedy Tropfen, 3x pro Tag je 2 Tropfen auf die Innenseite der Unterlippe geben, 1–2 Wochen lang.

Zusätzlich sollten Kneipp'sche Anwendungen in Frage kommen, d. h. Ganzkörperwaschungen mit kaltem Wasser, so kalt wie möglich, außerdem wechselwarme Knie- und Schenkelgüsse sowie wechselwarme Fußbäder. Diese Methoden stabilisieren das vegetative Nervensystem. (Anhang S. 179)

Eine Bach-Blüten-Behandlung bzw. eine Behandlung mit australischen Busch-Blüten bringt zuverlässige Hilfe.

Angst vor einer Operation

Ich muss mich einer kleinen Operation unterziehen und habe deswegen erhöhten Blutdruck.

Rescue Remedy Tropfen, bis zu stündlich je 2 Tropfen einige Tage vorher und 3x pro Tag je 2 Tropfen, 1 Woche lang, nach der Operation.

Prüfungsangst

Ich komme ins mündliche Abitur, 3 Tage davor geht's mit hohem Blutdruck und Herzklopfen los. Haben Sie etwas für mich?

Gelsemium D1000 1 Globulus oder
Gelsemium D200 2 Globuli
– 1 Tag vorher

Am Prüfungstag: Strophantus D4, 4x am Tag je 1 Tablette lutschen im Abstand von ca. 1 Stunde.

Flugangst

Ich habe große Angst vorm Fliegen, es geht in die USA. So ein langer Flug! Mein Blutdruck ist erhöht, ich habe leichten Durchfall, die Angst bringt mich um.

1–2 Tage vorher: Gelsemium D200, einmalig 2 Globuli
Zusätzlich: Rescue Remedy Tropfen, 1–2 Tage vorher, bis zu stündlich je 2 Tropfen, bei Reiseantritt alle 10 Minuten.

Bei Durchfall vor Angst: Arsenicum album D30, 1–2x pro Tag je 2 Globuli

Zahnarztbesuch – erhöhte Blutdruckwerte

Vor dem Besuch beim Zahnarzt habe ich schon 2 Tage vorher erhöhte Blutdruckwerte. Meine Mutter sagt immer, ich sei hysterisch. Kann ich, wie meine Tante (Diabetikerin) früher einmal, so große Hilfe von Ihnen bekommen?

Nehmen Sie 4 Tage vor dem Termin Rescue Remedy Tropfen (Notfallmittel von Dr. Bach), bis zu stündlich je 2 Tropfen. Und noch 3 Tage lang nach dem Zahnarztbesuch 3x pro Tag je 2 Tropfen. Oft ist es hilfreich, das Rescue Remedy Fläschchen während der Behandlung in der Hand zu halten.

Zwangsneurosen – pedantischer Ordnungszwang

Ich bin ein fürchterlicher Pedant, ich kontrolliere stets, ob alles auf dem richtigen Platz liegt. Schnurgerade muss in meinem Büro alles liegen, meine Kinder dürfen mein Büro nicht betreten. Ich leide selbst darunter und mein Hausarzt meint, dieser Ordnungszwang sei schuld an meinem Bluthochdruck, ich habe ansonsten keinerlei Sorgen. Wer kann mir helfen? Ich selber bin ratlos.

Es gibt Möglichkeiten: die **australischen Busch-Blüten-Essenzen** behandeln dahinter liegende negative Seelenmuster und harmonisieren diese. Ganz einfach ist es nicht.

Die andere Hilfe kommt von der **Einzelmittelhomöopathie**. Diese ist eine ganz individuelle spezifische Reiztherapie, womit ich in 50-jähriger Praxistätigkeit solchen Patienten helfen konnte.

Suchen Sie mittels Internet einen Heilpraktiker, welcher mit den australischen Busch-Blüten arbeitet bzw. einen Einzelmittelhomöopathen, welcher miasmatisch arbeitet. Auf diese Weise bekommen Sie Hilfe. Alles Gute!

Bluthochdruck durch Selbstüberforderung und daraus resultierenden Stress

Ich bin Hypertoniker, 72 Jahre alt. Mein Blutdruck ist besonders hoch, wenn ich mich selbst stresse. Ich setze mich selbst immer wieder unter Druck. Ich habe ein kleines Schreibbüro seit ich in Rente bin und mache mir zu enge Termine, die gar nicht nötig wären. Wenn ich relaxe, mir Landschaftsfilme oder ähnliches anschaue, dann gibt der Blutdruck und der Puls nach. Ich könnte mich ärgern, immer wieder stresse ich mich selbst. Wie kann ich mich ändern und zur Ruhe kommen? Eine Bach-Blüten-Therapie hat vor 10 Jahren mal geholfen, aber auch nicht auf Dauer. Gibt es zuverlässige Hilfe von irgendwoher?

Ja, versuchen Sie es doch mit der Einzelmittelhomöopathie. Suchen Sie sich einen Einzelmittelhomöopathen, welcher Ihnen Ihr persönliches Konstitutionsmittel (Typenmittel) durch ein Gespräch ermittelt. Dies ist dann in der Lage, Ihnen ursächlich und auf Dauer zu helfen.

Wozu ich noch rate, das ist eine Behandlung mit australischen Busch-Blüten, welche eine Vertiefung bzw. Ergänzung zur Bach-Blüten-Therapie darstellen. Im Internet finden Sie Adressen von Therapeuten, welche auf die australischen Busch-Blüten spezialisiert sind.

Blutdruckerhöhung als Folge von starker nervlicher Belastung

Ich bin 53 Jahre alt und hatte mit hohem Blutdruck nichts am Hut. Auch in meiner Familie hat niemand erhöhte Blutdruckwerte. Als wir Mieter mit Messiesyndrom in unserem Haus hatten, die wir gerichtlich rausklagen mussten, stieg mein Blutdruck kontinuierlich an. Jetzt gelingt es mir nicht mehr, diesen im Normalbereich zu halten. Die Wohnung steht jetzt vorerst leer. Vielleicht hilft das, wieder Normalwerte zu erreichen. Dies wäre momentan mein größter Wunsch.

Eine Bachblütenbehandlung ist unbedingt anzuraten. Suchen Sie sich einen Bachblütentherapeuten in Ihrer Umgebung.

Außerdem sollten Sie Natrium chloratum D30 zur Anwendung bringen. Es werden zunächst 2x pro Tag je 3 Globuli gelutscht. Wenn die Werte besser sind, dann lutschen Sie bitte nur noch 1x pro Tag je 3 Globuli, insgesamt 6 Wochen lang.

Anschließend nehmen Sie Glonoinum Homaccord und Melilotus Homaccord im täglichen Wechsel nach Anweisung. Nach weiteren 8 Wochen nehmen Sie Homviotensin über mehrere Monate ein (auf Privatrezept übers Ausland zu beziehen).

Auch Aderlässe sollten zum Einsatz kommen, 1x pro Woche, 6x insgesamt. Die zu entnehmende Blutmenge muss Ihr Heilpraktiker oder Hausarzt festlegen.

Zur Kräftigung rate ich Ihnen zu einer Kur mit koreanischem Ginseng.

Kneipp'sche Anwendungen wie wechselwarme Knie- und Schenkelgüsse sowie Ganzkörperwaschungen mit kaltem Wasser, so kalt wie möglich, mobilisieren das vegetative Nervensystem. (Anhang S. 179)

Bluthochdruck durch beständige Schlafstörungen

Ich bin mittlerweile 51 Jahre alt und bitte wieder um Hilfe wegen meinem schlechten Schlaf. Stress ist immer wieder die Ursache von meinem Bluthochdruck. Von den Ärzten bekam ich Psychopharmaka. Anhaltende Hilfe bekam ich nicht. Baldrian, Lavendel, Melisse, Passionsblume usw. habe ich zur Anwendung gebracht, teilweise als Tee, manchmal auch in Form von Badezusätzen. Auch Fertigarzneien kamen zum Einsatz. Wenn ich nur irgendwie Hilfe bekäme, ich wäre Ihnen so dankbar. Helfen in diesem Fall auch Therapien, welche die Selbstheilungskräfte anstoßen? Das wäre mir am allerliebsten. Ich kann weder einschlafen noch durchschlafen, manchmal schlafe ich eine ganze Nacht nicht. Eigentlich habe ich keine besonderen Sorgen oder Probleme.

Der Schlaf ist ein Zustand, welcher durch eine tiefe Entspannung gekennzeichnet ist. Ruhe und Entspannung sind die Voraussetzung für das Wirken der Selbstheilungskräfte.

Immunsystem und Schlaf hängen zusammen, sie sind miteinander verknüpft. Zu wenig Schlaf schwächt das Immunsystem massiv, man wird häufiger akut krank, und auch die chronischen Krankheiten nehmen zu. Jeder hat schon mal den Satz „man schläft sich gesund" gehört. Unser Immunsystem schüttet im Schlaf Stoffe aus, welche Keime – wie Viren und Bakterien – bekämpfen. Deshalb ist es auch gut, bei Infekten und nach Impfungen viel zu schlafen. 2 von 3 Menschen schlafen schlecht, wenn sie danach gefragt werden. Meist sind es Stress bzw. psychische Probleme, welche den Schlaf stören. Aber immer wieder halten uns auch körperliche Symptome – wie Schmerzen, Herzinsuffizienz oder hormonelle Erkrankungen – vom Schlaf ab.

Es gibt aus aller Welt Hilfe. Ganz einfach und sehr erfolgreich sind die verschiedenen Wasseranwendungen nach Kneipp, z. B. kalte Knie- und Schenkelgüsse (Anhang S. 179). Und, wenn man kalte Füße hat, dann hilft ein ansteigendes Fußbad mit 2 EL alkala-N (siehe Anhang

S. 177). Oberkörperwaschungen mit kaltem Wasser, ebenso Bauchwaschungen mit kaltem Wasser und Wassertreten machen nicht nur munter, sondern sind auch schlaffördernd.

Und, was Ihnen ganz sicherlich zu einem guten Schlaf verhilft, ist Ihr homöopathisches Konstitutionsmittel. Dies macht nichts anderes, als die Selbstheilungskräfte zu mobilisieren. Die Homöopathie ist eine Reiztherapie – und zwar die individuellste überhaupt. Es gibt viele homöopathische Arzneien, welche die Schlaflosigkeit heilen. Der Einzelmittelhomöopath sucht nach langer Anamnese das passende Mittel für Sie aus.

Je nach Arzneimittelbild kommt z. B. **Coffea arabica** in der Potenz D30 in Frage Wenn Menschen aufgedreht sind, auch Herzklopfen haben, so, als ob man viel Kaffee getrunken hat, wenn der Kopf voller Ideen ist, dann hilft Coffea arabica D30, 2 Globuli vor dem Zubettgehen.

Digitalis D2 ist die Arznei, wenn eine Herzinsuffizienz der Auslöser ist; diese Menschen klagen über Schwindel und fahren im Schlaf hoch.

Natrium chloratum D30: Sorgen halten den Patienten wach, nervöses Zucken während des Schlafs.

Cocculus D12: Folgen von Nachtwachen. Diese Menschen sind aufgedreht und finden nicht mehr in ihren normalen Rhythmus zurück.

Sulphur: Katzenschlaf ist der richtige Ausdruck, wenn man die Schlafqualität beschreiben will. Der Patient kann zwischen 2 Uhr und 5 Uhr morgens nicht schlafen. Wenn er aufwacht, ist er sofort munter, wacht oftmals singend auf. Es ist ein ganz oberflächlicher Schlaf, jedes Geräusch weckt den Patienten. Die Dosierung ist Sulphur D30, 2 Globuli 1x abends.

Zincum metallicum: Sehr nervöse Patienten, deren Glieder im Schlaf zucken, die im Schlaf sprechen, deren Beine ganz unruhig sind.

Apis mellifica: Diese Patienten knirschen mit den Zähnen, schreien nachts und fahren während des Schlafes hoch.

Ignatia: Zurückweisung, Verletzung oder Schreck sind die Ursache, Folge von Kummer und Sorgen.

Causticum: Schlaflosigkeit oft nach langen Fernsehabenden, die Patienten sind voller Mitgefühl, tagsüber schläfrig, nachts unruhig.

Phosphorus: schlaflos vor Hunger, z. B. während des Fastens.

Lachesis: Patienten, die dieses Mittel benötigen, sind am späten Abend hellwach, dann ist ihre beste Zeit, sie finden oft erst gegen Morgen Schlaf. Das Einschlafen ist das Problem, durchschlafen ist unproblematisch. Hier ist die Dosierung Lachesis D12, 2x pro Tag je 1 Tablette.

Oftmals muss eine Nosodentherapie zum Einsatz kommen, Luesinum D1000 bzw. Tuberculinum bovinum D1000. Dies muss ein miasmatisch arbeitender Homöopath herausfinden.

Gefäßschäden am Auge

Folgeschäden vermeiden bzw. erfolgreich behandeln

Mein Vater spricht immer wieder von einem Fundus hypertonicus an seinem Auge. Er ist Hypertoniker und der Augenarzt ist gar nicht zufrieden, er will den Blutdruck noch strenger einstellen, aber mein Vater nimmt schon 2 verschiedene Arten Antihypertonika. Gibt es sonst noch Hilfe, damit die Gefäße am Auge nicht noch mehr Schaden nehmen? Die Diagnose Fundus hypertonicus beunruhigt meinen Vater so sehr.

Damit die Gefäße am Auge Ihres Vaters nicht noch mehr Schäden nehmen, kommt folgende Rezeptur zum Einsatz:

Phosphorus D30, 2x pro Tag je 2 Globuli
außerdem Calcium phosphoricum D3, 2x pro Tag je 1 Tablette.

Mucokehl D5 Augentropfen sollen zum Einsatz kommen.

An Anwendungen kommen eine HOT Behandlung und eine Ozon Therapie im Wechsel in Frage, z. B. im Frühjahr 10 HOT Sitzungen und im Herbst 10 Ozon-Anwendungen.

Außerdem empfiehlt sich, immer mal wieder einen Aderlass von 100–150 ml sowie 1x im Monat jeweils 4 Blutegel im Nacken anzusetzen. Das bringt auch sehr gute Hilfe. Die genauen Vorgehensweisen muss ein Heilpraktiker oder Naturarzt festlegen.

Netzhauteinblutungen

Ich hoffe, dass diese Frage unter das Thema Gefäßerkrankungen gestellt werden darf. Aber ich bin in so großer Not, bitte helfen Sie mir. Ich leide seit 20 Jahren an Bluthochdruck und sehe auf dem linken Auge unter 5 % und auf dem rechten Auge weniger als 30 %. Zuhause komme ich gut zurecht. Die Sehschwäche betrübt mich natürlich, aber was mich sehr ängstigt, das sind die immer wieder auftretenden Netzhauteinblutungen. Wenn die Einblutung auf dem rechten Auge geschieht, muss meine Frau von der Arbeit zuhause bleiben, ich kann mir dann nicht mehr selbst helfen. Die Blutungen kommen in unregelmäßigen Abständen, mal nach 4 Wochen, mal nach 8 Wochen. Haben Sie eine Arznei für den akuten Zustand? Und vielleicht gibt es auch was zur Vorbeugung.

Akut:
Lutschen Sie 2 Globuli Hamamelis D200 und nehmen Sie 4x pro Tag je 5 Globuli Phosphorus D6 bis zur Besserung, danach 3x pro Tag Phosphorus D6, ungefähr 2–3 Wochen.

Eine weitere Möglichkeit ist die Arznei Calvakehl D3 von der Firma sanum bzw. Cinnamomum von Heel. Beide Arzneien kommen nach Anweisung zum Einsatz.

Vorbeugend:
Lutschen Sie 3x pro Tag je 5 Globuli Phosphorus D6 über 6 Wochen.

Anschließend:
Lachesis D6, 3x pro Tag je 1 Tablette, ungefähr 4 Wochen lang.

Dann:
Arnica D6, 3x pro Tag je 1 Tablette über Monate.

Augenvenenthrombose

Ganz plötzlich überraschte mich eine Augenvenenthrombose, ich war in der Augenklinik, ich möchte gerne vorbeugen, dass so etwas nicht mehr passiert. Ich bin Diabetiker und leide seit 15 Jahren an Bluthochdruck.

Geben Sie in jedes Auge 2x pro Tag je 1 Tropfen Mucokehl D5 Augentropfen von der Firma sanum, dies ist eine Langzeittherapie.

Zusätzlich sollten Sie 3x pro Tag je 1 Tablette Crotalus horridus D6 lutschen, 6 Wochen lang, dann 6 Wochen Pause, dann wieder von vorn.

Außerdem sollte Ginkgobakehl D4 (sanum) nach Anweisung eingenommen werden und zwar über Monate.

Als Anwendung empfehle ich eine HOT (hämatogene Oxidationstherapie), 8 Sitzungen, 2x pro Woche, am besten im Frühjahr und Herbst, wenn der Stoffwechsel sich umstellt. Ersatzweise, falls die Sauerstofftherapie nicht möglich ist, kommen Vitamin-C-Pascoe Infusionen in Frage (siehe Anhang S. 180).

Eine Blutegel-Behandlung und eine Aderlass-Therapie bringen große Hilfe. Die genaue Vorgehensweise muss ein Heilpraktiker entscheiden.

Eine streng vegetarische Kost soll eingehalten werden.

Sklerose der Augengefäße

Ich wurde vor 2 Jahren am Katarakt operiert und jetzt sehe ich wieder ganz schlecht. Ich habe einen Bluthochdruck. Mein Augenarzt hat mir ein Kontrastmittel eingespritzt und meine Augen ganz gründlich untersucht. Er sprach von einer Gefäßsklerose, ich bin 75 Jahre alt, gibt es Hilfe, dass die Sklerose nicht weiter fortschreitet, da dies eine mögliche Folge vom Bluthochdruck sei?

Ja, es gibt Hilfe. Eine **Injektionstherapie** empfehle ich:
1 Ampulle circulo Injeel
\+ 1 Ampulle Mucokehl D5
\+ 1 Ampulle Nigersan D6
\+ 1 Ampulle Ginkgobakehl
zusammen aufziehen, i.v. spritzen, 1x pro Woche über 2–3 Monate.

Medikation:
sanukehl acne D6, 10 Tropfen pro Tag, zur Hälfte in die Ellenbeuge einreiben, die andere Hälfte einnehmen, über 8 Wochen.

Secale Olplx Tropfen nach Anweisung über 6 Wochen.

Anschließend:
Aurum jodatum D6, 3x pro Tag je 1 Tablette, über weitere 6 Wochen.

Danach:
Horvi-Nekleozym Comp. 5 und Horvi-Nukleozym Comp. 20, 3x pro Tag je 8 Tropfen im Abstand von 5–10 Minuten auf der Zunge zergehen lassen.

Langzeittherapie:
Propionibacterium avidum D5 (Bezug Holomed, siehe Anhang), 3x pro Woche, je 1 Kapsel vor dem Schlafengehen, über 4 Monate.

Später:
Tebonin intens, 1 Kapsel pro Tag im täglichen Wechsel mit Leptospermum Tropfen (Holomed) nach Anweisung.

Fundus hypertonicus

Ich bin 62 Jahre alt, habe seit 30 Jahren einen erhöhten Blutdruck, es handelt sich um eine essentielle Hypertonie. Mit 32 Jahren wurde diese Diagnose gestellt. Jetzt habe ich seit Monaten Augenschmerzen, Kopfschmerzen und ich sehe schlechter. Mein Augenarzt hat mich gründlich untersucht und hat mir gesagt, dass an den arteriellen Gefäßen der Netzhaut (Arteriolen) Schäden zu erkennen seien, er sprach von einem Fundus hypertonicus. Und er sagte mir, dass dieser Zustand nur durch strengste Blutdruckeinstellung gebessert werden könne. Ich nehme 2 Blutdrucktabletten pro Tag, 2 verschiedene Sorten, aber immer wieder kommt es zu Blutdruckspitzen, diese Spitzenwerte dürfen nicht lange dauern, sonst gibt es Dauerschäden an der Netzhaut. Können Sie mir eine Hilfe anbieten, damit die Spitzen nicht so häufig auftreten und ich diese möglichst schnell in den Griff bekomme?

Anwendungen
4 **Blutegel** im Nacken ansetzen, alle 2–3 Wochen, 3x insgesamt.

Anschließend
alle 6 Wochen **Aderlässe**, 1x pro Woche 100–150 ccm, 6x insgesamt, je nach Konstitution, das muss Ihr Heilpraktiker entscheiden.

Eigenbluttherapie:
8 Wochen lang MO und FR je 1 Ampulle Mucokehl D5 i.v. spritzen; 2,0 ml Eigenblut und 1 Ampulle Mucokehl D5 i.m. spritzen. Diese Kur habe ich bei Harald Krebs, Heilpraktiker, kennengelernt.

Oral:
Natrium chloratum D6, 4x pro Tag je 1 Tablette bis zur Besserung, dann 3x pro Tag je 1 Tablette, über Wochen.

Bei Patienten mit hochrotem Kopf und cholerischem Temperament statt Natrium chloratum D6 Phoenix Aurum spag. nach Anweisung.

Anschließend:
Glonoinum Homaccord
+ Melilotus Homaccord
im täglichen Wechsel, nach Anweisung.

Zusatztherapie bei hartnäckigen Fällen:
Rauwolfia comp. Heel Ampullen, 3x pro Woche 1 Ampulle mit etwas Wasser trinken oder auch i.m. spritzen.

Von Anfang an Mucokehl D4, morgens 1 Kapsel über Monate.

In ganz hartnäckigen Fällen empfehle ich auch die **Horvi-Enzym-Therapie**, mit der ich oft sehr gute Erfolge hatte. Die Rezeptur ist dem Horvi-Enzymed-Rezeptierbuch entnommen.

Injektionen:
2 ml Horvi-Enzym-Crotalus forte
+ 3 ml Horvi-Enzym-Naja mite
gleichzeitig, **getrennt**, i.m. oder tief s.c. injizieren, wobei dem Crotalus forte jeweils 1 ml Horvi-Curare 4 beigemischt werden sollte.

Diese Präparate im fortlaufenden Wechsel mit folgenden Präparaten MO, MI, FR, MO usw. injizieren:
2 ml Horvi-Enzym-Triturus
+ 2 ml Horvi-Enzym-Lactromactan
gleichzeitig, **getrennt**, i.m. oder tief s.c. injizieren.

Orale Medikation:
Horvi-Enzym-AP 7
+ Horvi-Nukleozym comp. 11
3x täglich je 8 Tropfen, im Abstand von 5–10 Minuten auf der Zunge zergehen lassen, vor dem Essen.

Man kann die einzelnen Verfahren auch gut untereinander kombinieren.

Zur Kräftigung alter Menschen hat sich eine Kur mit koreanischem **Ginseng** bewährt, in Form von Trinkampullen oder noch besser als Wurzel, 1–2x pro Tag ½ cm abschneiden und lutschen.

Die **Bach-Blüten-Behandlung** findet auch hier Anwendung. Bei Stresszuständen jeder Art kommen folgende Bachblüten zum Einsatz, damit die hypertensiven Krisen vermieden werden:

Aspen (Zitterpappel)................gegen allgemeine Lebensangst
Mimulus (gefleckte Gauklerblume).....gegen Angst vor konkreten Dingen
Cherry Plum (Kirsch-Pflaume)................gegen unbeherrschte Gefühlsausbrüche
Oak (Eiche).............gegen Verbissenheit und Unnachgiebigkeit
Holly (Stechpalme).............für wütende, aggressive Menschen
Vervain (Eisenkraut).........gegen übertriebene Begeisterung und Unternehmungslust
Agrimony (Odermenning).......gegen übertriebene Konfliktscheu, Alkohol- und Medikamentenabhängigkeit
Rock Water ......gegen übertriebene Strenge und Diszipliniertheit
Impatiens (Drüsentragendes Springkraut)....gegen Ungeduld und Nervosität
Rock Rose (Gelbes Sonnenröschen)..........gegen panische Angst
Rescue Remedy Tropfen ......4x pro Tag je 4 Tropfen über 1 Woche einnehmen

Die **Aromatherapie** hilft sehr gut, wenn eine Blutdruckerhöhung stressbedingt ist. Man kann Bachblüten und ätherische Öle gut kombinieren. Melisse, Lavendel, Palmarosa, Orange und Manuka wirken nervenberuhigend, entspannend und ausgleichend. Ich hatte damit über Jahrzehnte beste Erfolge.

Geben Sie zusätzlich zu den Rescue Remedy Tropfen 1–2 Tropfen Manuka Öl auf ein Taschentuch und atmen diesen Duft tief ein. Der Stress lässt nach und die Beruhigung tritt ein.

Der Inhaltsstoff von Manuka Öl ist Leptospermum. Leptospermusan wird auch gegen erhöhten Blutdruck eingesetzt, ich hatte damit sehr gute Erfolge, sowohl bei der Therapie des hohen Blutdrucks als auch beim Glaukom, besonders wenn der Auslöser Stress war.

Hypertensive Krise (RR: 220–200/100 mmHg) – Orale Medikation: Glonoinum D3 (Weleda oder Stauffen Pharma SDF) nach Anweisung

Bei alten schwachen Menschen:
Glonoinum D4, jeweils 10–15 Tropfen auf der Zunge zergehen lassen, 10 Minuten sitzen bleiben, dann wieder messen lassen. Eventuell 5 Tropfen nachgeben. Der Blutdruck normalisiert sich zuverlässig sehr schnell.

Weitere Verfahren:
Bei hypertoner Kreislaufsituation dringend die Ernährung umzustellen, streng kochsalzreduziert essen, Verzicht auf Kaffee, Alkohol, Grüntee, Schwarztee. Eiweißfasten ist angesagt, sowohl fleischlos als auch Kuhmilch- und Hühnerei-freie Kost. 1x/Woche einen Fastentag einlegen, nur Basentee nach Dr. Rau trinken (siehe Anhang S. **??**).

Für ausreichend **Bewegung** an der frischen Luft sorgen; bei Hypertonie empfiehlt sich ganz speziell Bergwandern, Schwimmen, Skilanglauf und Radfahren.

Schlaganfallprophylaxe I

Ich habe wie meine Eltern einen Bluthochdruck, bin 65 Jahre alt und beide Eltern erlitten einen Schlaganfall. Kann ich vorbeugend etwas tun?

Vorbeugende Maßnahmen:
Eiweißfasten, nicht zu viel Fett, viel Knoblauch, Zwiebel, Rohkost, Äpfel.

Injektionstherapie:
1 Amp. Mucokehl D5
\+ 1 Amp. Nigersan D5
\+ 1 Amp. Circulo Injeel
\+ 1 Amp. Ginkgobakehl
zusammen aufziehen, i.v. spritzen, anfangs 2x pro Woche, dann 1x wöchentlich.

Orale Medikation:
Mucokehl D4 morgens 1 Kapsel
\+ Nigersan D4 abends 1 Kapsel
über Monate.

Cralonin Tropfen, 3x 20 Tropfen am Tag, über 8 Wochen,
\+ Sanuvis Tropfen, 3x 1 Teelöffel pro Tag, über Monate.

Propionibacterium avidum D5 (Holomed, siehe Bezugsquellen), 3x 1 Kapsel pro Woche, über Monate.

Anschließend:
Tebonin intens, 1 Filmtablette am Tag, auch über Monate.

Die Einnahme der sanum-Bakterienpräparate erfolgt auf nüchternen Magen. Danach 4 Stunden nüchtern bleiben, d. h. entweder mitten in der Nacht, wenn man sowieso mal aufwacht, oder morgens nicht frühstücken und stattdessen die Präparate einnehmen. Eventuell auch ein frühes Abendessen und die Präparate 5–6 Stunden danach einnehmen vor dem Zubettgehen.

Lokal:
sanukehl acne D6
\+ Mucokehl D5
im täglichen Wechsel, je 5–10 Tropfen über die Schläfen verteilt einreiben. Mit 5 Tropfen beginnen und auf 10 Tropfen steigern.

Weitere Verfahren:

Blutegelbehandlung: 4–6 Egel auf die Halswirbelsäule setzen, 1x im Monat. Oder:
Aderlässe (die Menge richtet sich nach der Konstitution), anfangs 1x pro Woche, 6x, dann 1x im Monat, ebenfalls 6x.

Arteriosklerose – betrifft sämtliche Familienmitglieder über 55 Jahren

Arteriosklerose als Folge von Bluthochdruck ist bei meiner ganzen Familie groß geschrieben. Kann ich Hilfe bekommen? Bei mir sprach mein Arzt von einer beginnenden Arteriosklerose. Ich bin 52 Jahre und habe Bluthochdruck.

Im Abstand von 3 Wochen 4 **Blutegel** im Nacken ansetzen, über 3 Monate.

Injektionstherapie: pro 1 Amp. Circulo Injeel
+ 1 Amp. Mucokehl D5
+ 1 Amp. Nigersan D5
+ 1 Amp. Ginkgobakehl D4
zusammen aufziehen, i.v. spritzen, 1x/Woche, über 2–3 Monate.

Medikation:
sanukehl acne D6, 10 Tropfen am Tag, zur Hälfte in die Ellenbeuge einreiben, die andere Hälfte einnehmen, über 8 Wochen.

Secale Olplx Tropfen, nach Anweisung einnehmen, über 6 Wochen.

Anschließend:
Aurum iodatum D6, 3x 1 Tablette pro Tag, über weitere 6 Wochen.

Danach:
Horvi-Nukleozym comp. 5 und Horvi-Nukleozym comp. 20, 3x täglich je 8 Tropfen, im Abstand von 5–10 Minuten auf der Zunge zergehen lassen.

Langzeittherapie:
Propionibacterium avidum D5 (Holomed, siehe Bezugsquellen), 3x 1 Kapsel wöchentlich vor dem Schlafengehen, über 4 Monate.

Später:
Tebonin intens, 1 Kapsel am Tag, im täglichen Wechsel mit Leptospermusan Tropfen (Holomed, siehe Bezugsquellen), nach Anweisung.

Anwendungen:
Aderlässe, Blutegelbehandlung und Kneipp'sche Wasseranwendungen wie temperaturansteigende Armbäder, Knie- und Schenkelgüsse, Ganzkörperwaschungen mit kaltem Wasser, so kalt wie möglich, wechselwarme Fußbäder mit Rosmarin. (Anhang S. 179)

Extrasystolen

Ich habe einen hohen Blutdruck, welcher eigentlich ziemlich streng eingestellt ist. Blutdruckkrisen kommen seit 3 Jahren überhaupt nicht mehr vor. Aber Extrasystolen beunruhigen mich. Beim Pulsmessen höre ich immer das Wort Extrasystolen. Gibt es Hilfe Ihrerseits? Danke.

Akut:
Veratrum album D3, 2x 5 Globuli, im Abstand von 10 Minuten.

Zusätzlich:
Rescue Remedy Tropfen, 2x 2 Tropfen, im Abstand von 15 Minuten.

Langzeittherapie:
Spartiol Tropfen, nach Anweisung.

Injektionstherapie:
Cor forte Injektopas, nach Anweisung.

Koronare Herzkrankheit, Koronarsklerose

Ich bin seit 20 Jahren Hypertoniker, bin 71 Jahre alt und leide jetzt unter Koronarsklerose mit gelegentlichen Angina pectoris Anfällen.

Angina pectoris, akut:
1 Amp. Neuro Injeel
+ 1 Amp. Cralonin
zusammen aufziehen, i.v. spritzen.

Rescue Remedy Tropfen:
2 Tropfen über dem Herz einreiben. Diesen Vorgang nach 10 Minuten wiederholen.

Mucokehl D3 Supp., alle 20 – 30 Minuten 1 Supp. bis zur Besserung rektal einführen.

Eventuell Herzkraft Dr. Sieghert zusätzlich zum Einsatz bringen, was aber in den meisten Fällen nicht mehr nötig ist.

Langzeittherapie:
Ozon-Therapie und **HOT**-Behandlung, beides 1x im Jahr, jeweils 10 Sitzungen, 2x pro Woche.

Strophantus Ø + Ammi visnaga Ø āā ad 50,0
3x 10 Tropfen pro Tag, über 6 Wochen.

Anschließend:
Cactus Ptk D Tabletten, nach Anweisung, 6 Wochen.

Danach:
Cralonin Tropfen, 3x 20 Tropfen pro Tag, über Monate.

Zusätzlich kommt eine **Mischspritze** zur Anwendung:
1 Amp. Cralonin
+ 1 Amp. Circulo Injeel
+ 1 Amp. Ginkgobakehl
zusammen aufziehen, i.v. spritzen, anfangs 2x pro Woche, später 1x wöchentlich.

Vitamin B12 parenteral zum Einsatz bringen.

sanukehl acne D6, 2x 5 Tropfen am Tag, über der Herzgegend einreiben.

Weitere Möglichkeiten:
Tromcardin forte, Strophantus D4 (sanum), Aurum „Gastreu“ und Q-10 100 mg.

Claudicatio intermittens

Claudicatio intermittens heißt die schreckliche Diagnose, welche mich immer mehr beeinträchtigt. Die Gehstrecke wird immer kürzer. Können Sie mit naturheilkundlich helfen?

Lassen Sie sich **initial** eine Spritzenserie verabreichen:
1 Ampulle circulo-Injeel
1 Ampulle Ginkgobakehl D4
1 Ampulle Mucokehl D6
zusammen aufziehen, i.v. spritzen, 2 Wochen lang, 3x pro Woche, nach 2 Wochen 2x pro Woche, 6–8 Wochen lang.

Anschließend:
1 Ampulle Mucokehl D5 und 1 Ampulle sanuvis
zusammen aufziehen, i.m. spritzen, 2x pro Woche über Monate.

Orale Medikation:
Horvi Nucleozym comp8 und Horvi Nucleozym comp5
3x pro Tag jeweils 8 Tropfen im Abstand von 5–10 Minuten auf der Zunge zergehen lassen, über 6 Wochen (siehe S. 72).

Anschließend:
Secale Olplx, nach Anweisung, ebenfalls über 6 Wochen.

Weiterhin als **Langzeittherapie**:
Leptospermusan Tropfen (Holomed über Firma sanum), 2x pro Tag je 5 Tropfen
+ Propionibacterium avidum D5, 2x je 1 Kapsel pro Woche, über Monate.

Die Einnahme der sanum Bakterienpräparate erfolgt auf nüchternen Magen. Danach 4 Stunden nüchtern bleiben. Dies kann entweder mitten in der Nacht geschehen oder statt eines Frühstücks oder man wartet bis ein frühes Abendessen nach 6 Stunden verdaut ist und schluckt die Kapsel vor dem Zubettgehen.

Eine Entsäuerung ist dringend nötig, machen Sie 1x pro Woche ein Entsäuerungs-Wannenbad und versuchen Sie täglich 20 Minuten aus sich zu schwitzen.

Eine Ernährungsumstellung ist wichtig. Basentee nach Dr. Rau muss täglich getrunken werden (siehe Anhang S. **??**).

Kneipp'sche Anwendungen sind hilfreich. Wechselgüsse – Knie- und Schenkelgüsse – und wechselwarme Fußbäder mit einem Zusatz von Rosmarin wirken vorbeugend. Die Kneipp'schen Wasseranwendungen sind so einfach durchzuführen und der Erfolg bleibt nicht aus. Sie können die Beine nach den Wechselgüssen bzw. Bädern mit Mucokehl D5 Tropfen einreiben. (Anhang S. 179)

Myokarditis mit Blutdruckerhöhung

Ich kann mich seit der Myokarditis nicht recht erholen. Ich bin 49 Jahre alt und kann meine Zahnarztpraxis nicht mehr führen. Ich habe eine Vertretung genommen, 2 Stunden am Tag kann ich arbeiten, obwohl ich schon seit 8 Wochen aus dem Krankenhaus entlassen bin und meine Myokarditis als geheilt gilt. Ich habe ab und zu noch Herzklopfen, bin unruhig und vor allem schwach. Atemnot habe ich gelegentlich und leicht erhöhte Blutdruckwerte seitdem. Gibt es aus der Homöopathie oder Naturheilkunde Hilfe?

Ich empfehle Ihnen Vitamin B12 hochdosiert zur Anwendung zu bringen, zunächst in Spritzenform, später oral.

Außerdem sollten Sie Mucokehl D5 Tabletten 1x pro Tag, morgens, lutschen und 3x pro Tag sanuvis D2 Tropfen, ebenfalls Cralonin Tropfen nach Anweisung. Dies ist eine Langzeittherapie für Monate.

Aspergillus oryzae D6 von der Firma sanum in Tropfenform soll täglich 1x in die Ellenbeuge eingerieben werden, in der ersten Woche jeweils 5 Tropfen, anschließend je 10 Tropfen für weitere Wochen.

Zur allgemeinen Kräftigung ist Gelee royale geeignet, es enthält auch viele B-Vitamine.

Schlaganfall – Nachbehandlung

Unser Opa, 69 Jahre alt, Hypertoniker, liegt im Krankenhaus mit einem Schlaganfall, er kann wieder sprechen, sodass man ihn ganz gut versteht. Der rechte Arm hat noch ganz wenig Kraft, und das rechte Bein ist auch nicht voll funktionsfähig. Er wird schon in einigen wenigen Tagen entlassen. Haben Sie Ratschläge für die Nachbehandlung?

Folgende **Injektion** empfehle ich: 2x pro Woche, etwa 2 Monate lang:
2 Ampullen Ginkgobakehl
+ 1 Ampulle circulo Injeel
+ 1 Ampulle Mucokehl D6
zusammen aufziehen und i.v. spritzen.

Orale Medikation:
Cralonin Tropfen, 3x pro Tag je 20 Tropfen, 8 Wochen lang.

Zusätzlich:
Leptospermusan Tropfen (Firma Holomed über sanum, siehe Anhang), 2x pro Tag je 5 Tropfen über 2 – 3 Monate.

Danach:
Aurum jodatum D6 und Barium iodatum D6, im täglichen Wechsel, 3x pro Tag je 1 Tablette, 6 Wochen lang.

Nach diesen 6 Wochen:
Arnica D6, 3x pro Tag jeweils 1 Tablette, für weitere 2 Monate.

Langzeittherapie:
Propionibacterium avidum D5 (Holomed), 2x pro Woche 1 Kapsel über ½ Jahr.

Die Einnahme der sanum-Bakterienpräparate erfolgt auf nüchternen Magen. Danach 4 Stunden nüchtern bleiben. Dies kann entweder mitten in der Nacht geschehen oder statt eines Frühstücks oder man wartet bis ein frühes Abendessen nach 6 Stunden verdaut ist und schluckt die Kapsel vor dem Zubettgehen.

Außerdem:
sanukehl acne, 1x pro Tag 5 Tropfen über den Schläfen einreiben, im Wechsel rechte Schläfe, linke Schläfe, 6–8 Wochen lang.

Weitere Verfahren:
Vitamin-C Infusionen von Pascoe, Therapieschema siehe Anhang S. 180.

Die Ernährung muss streng **vegetarisch** sein, Eiweißfasten, statt Zucker Honig verwenden. Viel Knoblauch, Äpfel und Zwiebeln essen.

Ich rate zu ausreichend **Bewegung** an der frischen Luft und die Gehstrecke versuchen zu verlängern.

Zur Kräftigung bei verzögerter Rekonvaleszenz empfehle ich Ginseng Präparate und Gelee Royale im Wechsel zur Anwendung zu bringen.

Gefäßablagerungen bei Hypertonie

Ich bin erst 50 Jahre alt. Mein Internist untersuchte meine Halsschlagader und stellte geringe Ablagerungen fest. Das hat ihm nicht gefallen, ich sei noch sehr jung dafür. Er hat mir keine Arznei gegeben. Ich habe das meiner Freundin erzählt, sie ist Apothekerin und empfahl mir eine Kur mit der Aminosäure L-Arginin. Ist das okay? Raten Sie mir dazu?

Das können Sie ruhig tun.

Reiben Sie auch die Salbe Mucokehl D3 von der Firma sanum über der rechten und linken Halsschlagader ein, 1x pro Tag. Sie können der Salbe Mucokehl D3 noch Mucokehl D5 Tropfen hinzugeben, dies dient der Verstärkung. Zusätzlich empfehle ich Ihnen sankombi D5 Tropfen von der Firma sanum einzunehmen, 2x je 5 Tropfen pro Tag als Langzeittherapie.

Wechselwarme Fußbäder mit einem Zusatz von Rosmarin sind ratsam, außerdem bieten sich Aderlässe und Blutegel-Behandlungen an.

Schlaganfallprophylaxe II

Ich bin 92 Jahre alt, vor 2 Jahren erlitt ich einen Schlaganfall, eine Hirnblutung, welche ganz schnell zum Stillstand kam. Nach 4 Tagen konnte ich das Krankenhaus schon wieder verlassen. Die Ursache war ein sehr hoher Blutdruck und auch die arteriosklerotisch veränderten Gefäße. Der Blutdruck ist jetzt sehr gut, ohne Arznei sind die Werte meist 120/70 mmHg. Ich nehme überhaupt keinerlei Arznei und fühle mich sehr wohl, ich gehe fast täglich laufen und spiele noch Golf, jeden Morgen schwimme ich ¼ Stunde in meinem Schwimmbad bei einer Wassertemperatur von 20° C. Und manchmal denke ich an den Schlaganfall, welcher mich ganz plötzlich überraschte. Wie kann ich vorbeugen, dass so etwas nicht nochmals passiert? Haben Sie eine Arznei für meine Gefäße? Die Blutdruckwerte sind zur Zeit sehr stabil.

Ja, nehmen Sie 2x pro Tag je 5 Tropfen sankombi. Außerdem empfehle ich die Aminosäure L-Arginin. Diese beiden Arzneien sind zur Langzeittherapie geeignet.

Ganz wichtig zur Vorbeugung: Schwimmen Sie wie gehabt weiter.

Herzinsuffizienz bedingt durch langjährige Blutdruckerhöhung

Herzinsuffizienz lautet die Diagnose, welche mir zu schaffen macht. Ich habe oftmals Atemnot, mal mehr, mal weniger, leichte Ödeme und bläuliche Lippen. Ich schlafe schlechter in letzter Zeit und mein Hausarzt sagt, dieses Symptom gehöre bei meiner Herzinsuffizienz häufig dazu, da ich schon 10 Jahre an Bluthochdruck leide.

Bei den Schwächeanfällen empfehle ich Veratrum album D3, wovon Sie 3x je 5 Globuli im Abstand von 10 Minuten lutschen sollen. Ersatzweise oder zusätzlich kommt auch Herzkraft Dr. Sieghart in Frage (nach Anweisung).

Von den Rescue Remedy Tropfen (Notfallmittel von Dr. Bach, siehe S. 62 sollten Sie auf jeden Fall 2x je 4 Tropfen auf die Innenseite der Unterlippe geben.

Horvizym Salbe sollte 2x pro Tag erbsengroß über der Herzgegend und der linken Ellenbeuge im Wechsel eingerieben werden. Außerdem sollen von den Mucokehl D5 Tropfen 5 Tropfen über der Herzgegend eingerieben werden, beide Präparate sollen im täglichen Wechsel Einsatz finden.

Ansonsten empfehle ich für die Herzinsuffizienz 1 Tablette Crataegutt novo täglich zu lutschen und gegen die Ödeme 3x pro Tag je 1 Tablette Natrium chloratum D6, zunächst 6 Wochen lang, danach Phosphorus D6, 3x pro Tag je 5 Tropfen oder 5 Globuli, auch über 6 Wochen.

Als Langzeittherapie sollten Sie 3x pro Tag je 20 Tropfen Cralonin über Monate zum Einsatz bringen, bei Rhythmusstörungen Spongia D6, 3x pro Tag je 1 Tablette, 4 Wochen lang, anschließend Spartium Pentarkan Tropfen nach Anweisung.

Ebenfalls als Langzeittherapie kommen noch 2 weitere Arzneien in Frage, einmal Tromcardin forte nach Anweisung und Q10 (100 mg) pro Tag 1 Tablette. Beide Präparate werden im Wechsel für weitere Monate eingenommen.

Vitamin B12 Hevert und Folsäure sollte 2x pro Woche gespritzt werden.

Ausdauertraining, z. B. Spaziergänge sind wichtig.

2x im Jahre helfen Sauerstofftherapie, 10 Sitzungen HOT (hämatogene Oxidationstherapie) im Wechsel mit 10 Sitzungen Ozon, jeweils 2x pro Woche, abwechseln im Frühjahr und Herbst, wenn der Stoffwechsel sich umstellt.

Wenn sich die Herzinsuffizienz bessert, wird der Schlaf von selbst wieder wie vorher, ansonsten kommt Digitalis D3, 3x pro Tag je 1 Tablette, in Frage.

Koronarsklerose bei Bluthochdruck

Koronarsklerose ist die Diagnose, welche mir immer wieder Herzanfälle mit Atemnot, Schmerzen und Herzangst beschert. Haben Sie eine Arznei, wenn sich die Situation akut zuspitzt und vielleicht auch zur Langzeittherapie?

In der akuten Situation sollte Ihnen ein Arzt oder Heilpraktiker 1 Ampulle neuro Injeel und 1 Ampulle Cralonin spritzen. Die Ampullen werden zusammen aufgezogen und intravenös gespritzt.

Außerdem empfehle ich Ihnen 2x je 4 Tropfen Rescue Remedy (Notfallmittel von Dr. Bach) auf die Innenseite der Unterlippe zu geben. Zusätzlich, falls nötig, können Sie ein Suppositorium Mucokehl D3 rektal einführen, diesen Vorgang können Sie 2–3x wiederholen im Abstand von 20–30 Minuten.

In seltenen Fällen muss noch Herzkraft Dr. Sieghart Einsatz finden, aber meistens ist dies nicht mehr von Nöten.

Als Langzeittherapie empfehle ich sankombi D5 Tropfen, 2x pro Tag je 5 Tropfen einzunehmen, außerdem 2x pro Tag sanuvis D2 je 5 Tropfen. Folgende Tropfmischung sollte auch eingesetzt werden:

Strophantus Ø
Ammi visnaga Ø āā ad 50,0
3x pro Tag je 10 Tropfen über 6 Wochen.

Anschließend kommen Cactus Pentarkan Tabletten in Frage, auch über 6 Wochen, danach Cralonin Tropfen über Monate, 3x pro Tag je 20 Tropfen.

Vitamin B in Spritzenform ist sehr hilfreich und sollte dringend angewendet werden.

Über der Herzgegend reiben Sie bitte 2x pro Tag je 5 Tropfen sanukehl acne D6 ein.

Anwendungen:
Ozon Therapie und HOT (hämatogene Oxidationstherapie) sollten zum Einsatz kommen, jeweils 1x im Jahr, im Frühjahr und Herbst abwechselnd. Es handelt sich um Sauerstofftherapien à je 10 Sitzungen, je 2x pro Woche.

Auch die Kneipp'schen Güsse mit kaltem Wasser, z. B. Schenkel- und Kniegüsse, warme Fußbäder sowie die temperaturansteigenden Armbäder nicht vergessen. Aber Vorsicht! Keine kalten Anwendungen in der Herzgegend! (Anhang S. 179)

Vorsorge zur Vermeidung von Folgeschäden an der Niere

Wir sind eine nierenschwache Familie. Meine Mutter trug den ganzen Winter über einen Nierenschutz aus Angora. Meine Tante kam im Alter von 88 Jahren an die Dialyse. Und mein Kreatininwert ist 1,1 mg/dl. Ich bin 50 Jahre alt und habe seit 6 Jahren einen zu hohen Bluthdruck. Ich mache mir Sorgen, weil mein Kreatininwert grenzwertig und der Harnstoff leicht erhöht ist. Was kann ich vorbeugend unternehmen, dass mir nicht am Ende meines Lebens die Dialyse winkt? Die mächte ich mir gern ersparen. Die Ärzte geben mir keinerlei Ratschläge.

Halten Sie die Lenden warm und sorgen Sie stets für warme Füße. Warme Halbbäder und Fußbäder mit Rosmarin kommen in Frage.

Außerdem reiben Sie bitte täglich über der Nierengegend je 3 Tropfen Mucokehl D5 ein, mit ganz leichtem Druck.

Nierentee nach Prof. Müller sollte auch täglich zum Einsatz kommen. Rezept auf Seite 181.

Eine HOT-Behandlung ist sehr hilfreich, am besten 2x je 10 Sitzungen pro Jahr, im Frühjahr und Herbst, wenn der Stoffwechsel sich umstellt (siehe Seite 76).

Sollten die Kreatininwerte dennoch ansteigen, dann schlucken Sie morgens 1 Kapsel Mucokehl D4 und mittags und abends je 1 Tablette nigersan D5.

Niereninsuffizienz

steigende Kreatininwerte als Folge von jahrzehntelangem Bluthochdruck

Meine Kreatininwerte steigen seit 2 Jahren trotz Betreuung bei einem Nephrologen. Der Wert liegt zur Zeit bei 2,3 mg/dl. Mein Arzt meinte, es könnte vielleicht noch etwa 1 Jahr dauern, dann müsste ich an die Dialyse. Diesen Gedanken kann ich nicht ertragen. Medikamente nehme ich keine. Was die Niereninsuffizienz betrifft: Der Blutdruck, der schon 10 Jahre erhöht ist, ist noch straffer eingestellt, seit ich beim Nephrologen in Behandlung bin. Und viel trinken soll ich, die Füße und die Lenden soll ich warm halten, das tue ich. Können Sie mir noch weitere Ratschläge geben?

Ich rate Ihnen, einen Einzelmittelhomöopathen aufzusuchen. Dieser findet für Sie nach langem Gespräch und gründlicher Untersuchung die passende Arznei und kann Ihnen wahrscheinlich noch helfen. Der Besuch beim Homöopathen sollte zeitnah geschehen. Alles Gute!

Anwendungen:
Eine HOT-Behandlung (10 Sitzungen, 2x pro Jahr, im Frühjahr und Herbst, wenn der Stoffwechsel sich umstellt) ist zusätzlich zu raten.

Außerdem helfen Heublumenauflagen in der Nierengegend gut, auch nur **zusätzlich** zum homöopathischen Einzelmittel.

Nephrosklerose

Mein Arzt sagte, meine Nephrosklerose sei die Folge meines jahrelang zu hohen Blutdrucks. Sämtliche Nierenwerte sind erhöht. Gibt es irgendwoher Hilfe? Danke!

Orale Medikation:
Solidagoren „Klein" nach Anweisung, über 6 Wochen.

Anschließend:
Capillaron nach Anweisung, auch 6 Wochen lang.

Zusätzlich, von Anfang an:
Propionibacterium avidum D5 (Holomed siehe Bezugsquellen), 3x pro Woche je 1 Kapsel vor dem Schlafengehen, über 2–3 Monate.

Neuraltherapie:
1 Amp. Mucokehl D5
\+ 1 Amp. sanuvis
\+ 1 Amp. Nigersan D5
2x pro Woche, über beiden Nieren verteilt quaddeln.

Zwischendurch:
sankombi Tropfen, 10 Tropfen, verteilt über beiden Nieren, einreiben, dies an injektionsfreien Tagen.

Anwendungen:
Auf warme Füße und Lenden achten, warme Teil- oder Vollbäder mit Rosmarin-Zusatz sind ratsam, außerdem Heublumenauflagen.

Eine HOT-Behandlung (10 Sitzungen 2x pro Jahr) im Frühjahr und Herbst, wenn der Stoffwechsel sich umstellt, ist hilfreich.

5 Hypotoner Symptomenkomplex: Aus der Praxis für die Praxis

Hypotonie akut

Ich bin 60 Jahre alt, noch nicht im Ruhestand, und habe von Zeit zu Zeit Schwindel, Flimmerskotom und erhebliche Gangunsicherheit. Mein Hausarzt sagt, mein niedriger Blutdruck sei die Ursache. Gibt es Hilfe aus der Naturheilkunde? Ich habe schon chemische Arzneien zur Anwendung gebracht, aber leider auf Dauer erfolglos.

Therapievorschlag I:
Veratrum album D3 im Abstand von 10 Minuten 3x je 5 Tropfen pur auf die Zunge geben bzw. 3x je 5 Globuli (was in der Apotheke vorrätig ist).

Zusätzlich:
Je 2 Tropfen Rescue Remedy Tropfen (Bach-Blüten-Notfalltropfen), diese 3x im Abstand von ¼ Stunde. Es können auch 6 Tropfen in ½ Glas stilles Wasser (oder Leitungswasser) getropft werden. Diese Mischung sollte schluckweise innerhalb ½ Stunde verabreicht werden, dabei jeden Schluck lange im Mund behalten.

In extrem schweren Fällen kann man auch zusätzlich einmalig 2 Globuli Carbo vegetabilis D200 geben. Der Patient erlangt schnell das Bewusstsein.

Injektionstherapie:
1 Ampulle Veratrum Injeel forte
1 Ampulle Carbo vegetabilis forte
zusammen aufziehen, mischen, i.v. spritzen, z. B. am Unfallort; der Patient kommt sehr schnell wieder zu sich.

Therapievorschlag II:
Horvi-Enzym-Bufomarin forte liq. und Phönix Rosmarinus spag. im täglichen Wechsel, nach Anweisung, über einige Wochen, je nach Erfolg.

Anschließend:
Aurum metallicum D6, 3x je 1 Tablette pro Tag, 6 Wochen.

Therapievorschlag III, ersatzweise:
Bei älteren Menschen mit Herzinsuffizienz: Cralonin, 3x je 20 Tropfen pro Tag über Monate, und Thymokehl D6, 2x je 1 Kapsel pro Tag.

Langzeittherapie:
Aurum Heel Tropfen nach Anweisung.

Weitere Verfahren:
Gefäßgifte wie Kaffee, Grüntee, Alkohol sollten gemieden werden.

Außerdem empfiehlt sich bei hypotoner Kreislaufsituation ausreichend Bewegung an der frischen Luft, Bergwandern, Radfahren, Schwimmen in offenen Seen.

Hypotonie chronisch

Mein Blutdruck ist immer niedrig, auch bei Arztbesuchen, wenn meine Bekannten erhöhte Werte haben. Gibt es auch für chronische Zustände Hilfe? Ich möchte keine chemische Arzneien mehr einnehmen.

Ja, natürlich! Ich stelle Ihnen verschiedene Therapievorschläge vor. Diese habe ich in meiner Praxis über Jahrzehnte mit Erfolg eingesetzt.

Therapievorschlag I:
Horvi-Enzym-Bufomarin forte liq. und Phönix Rosmarinus spag. im täglichen Wechsel, nach Anweisung, über einige Wochen, je nach Erfolg.

Anschließend:
Aurum metallicum D6, 3x je 1 Tablette pro Tag, 6 Wochen.

Therapievorschlag II, ersatzweise:
Bei älteren Menschen mit Herzinsuffizienz: Cralonin, 3x je 20 Tropfen pro Tag über Monate, und Thymokehl D6, 2x je 1 Kapsel pro Tag.

Langzeittherapie:
Aurum Heel Tropfen nach Anweisung.

Weitere Verfahren:
Gefäßgifte wie Kaffee, Grüntee, Alkohol sollten gemieden werden.

Außerdem empfiehlt sich bei hypotoner Kreislaufsituation ausreichend Bewegung an der frischen Luft, Bergwandern, Radfahren, Schwimmen in offenen Seen.

Kreislaufbedingter Schwindel

Mein Kreislauf spinnt von Zeit zu Zeit. Ich habe einen niedrigen Blutdruck und immer wieder Schwindelattacken. Andere Menschen haben diese Anfälle nicht, obwohl sie auch einen niedrigen Blutdruck haben. Was kann ich denn einnehmen, wenn sich so eine Schwindelattacke anbahnt?

Therapievorschlag:
Veratrum album D3, 4x je 5 Globuli über den Tag verteilt; die beiden ersten Gaben im Abstand von 10 Minuten, anschließend über 1–2 Wochen bei Bedarf je 5 Globuli, 3x pro Tag bis zu stündlich.

Und Rescue Remedy Tropfen, 3x je 2 Tropfen pur auf die Zunge im Abstand von 15 Minuten. Eventuell nach 2 Stunden nochmals wiederholen.

Zusätzlich Injektionstherapie:
1 Ampulle Vertigoheel, 1–2x pro Tag, bis Besserung eintritt.

Weitere Möglichkeiten:
Tebonin intens, 1x 1 Tablette am Tag, und Cocculus Olplx nach Anweisung.

Sehschwäche, bedingt durch Hypotonie

Von Zeit zu Zeit ist Sehschwäche bei mir das Thema. Ich sehe verschwommen, undeutlich und habe manchmal ein Flimmern vor den Augen. Schwindel, Kopfschmerzen und Gangunsicherheit kenne ich nicht. Die Augen sind der Brennpunkt. Gibt es da auch Hilfe aus der Naturheilkunde?

Therapievorschlag:
2x im Jahr 10 HOT-Sitzungen, 2x pro Woche, oder je 1x im Jahr 10 HOT-Behandlungen sowie 10 Ozonanwendungen, 2x pro Woche.

Injektionstherapie:
1 Ampulle Mucokehl D5 und 1 Ampulle Oculis totalis Injeel zusammen aufziehen, i. v. spritzen, 2x pro Woche, 4 Wochen lang, dann 1x pro Woche über ½ Jahr.

Orale Therapie:
Phosphorus D6, 3x je 5 Tropfen oder je 5 Globuli pro Tag, 6 Wochen lang.

Anschließend:
Gelsemium D6, 3x je 1 Tablette am Tag, 6 Wochen lang.

Langzeittherapie:
Anschließend oder auch von Anfang an dazu, je nachdem wie das Beschwerdebild ist:
sankombi, 2x je 5 Tropfen am Tag oral und je 1 Tropfen auf jede Schläfe einreiben.

Zusätzlich:
Propionibacterium avidum D5, 2x je 1 Kapsel pro Woche, über Monate.

Die Einnahme der sanum-Bakterienpräparate erfolgt auf nüchternen Magen. Danach 4 Stunden nüchtern bleiben. Dies kann entweder mitten in der Nacht geschehen oder anstatt eines Frühstücks oder man wartet, bis ein frühes Abendessen nach 6 Stunden verdaut ist – und schluckt dann die Kapsel vor dem Zubettgehen.

Weitere Verfahren:

1. **Mucokehl Augentropfen** zum Einsatz bringen, 2x pro Tag je 1 Tropfen in jedes Auge geben, in den äußeren Augenwinkel.
2. **Augenbäder** nach Kneipp (siehe Anhang).

Schlafstörungen und niedrige Blutdruckwerte

Wenn ich oftmals nicht einschlafen kann, trinke ich eine Tasse Bohnenkaffee und dann klappt's. Kann das sein? Meine Mutter sagt immer, Bohnenkaffee bewirke das Gegenteil. Was stimmt?

Es kommt – wie so oft – auf die Dosis an. Wenn Sie eine Tasse Kaffee trinken, dann funktioniert die Durchblutung im Gehirn besser, auch was das Schlafzentrum betrifft. Das können Sie ruhig hin und wieder weiter machen. Größere Mengen schaden dagegen nur und bringen Ihnen keine Hilfe.

Müdigkeit tagsüber

Ich denke, meine Müdigkeit tagsüber, ohne feste Uhrzeit, auch wenn ich gut geschlafen habe, kommt von meinem niedrigen Blutdruck. Vielleicht kann ich von der Naturheilkunde Hilfe bekommen. Bisher hat nichts geholfen. Chemische Arzneien, z. B. Akrinor, Effortil und Carnigen, haben nicht auf Dauer geholfen. Und ich wünsche mir eine nebenwirkungsfreie Hilfe. Danke!

Reiben Sie mit leichtem Druck über der Stirn 1 Tropfen und über beiden Schläfen je 2 Tropfen Mucokehl D5 ein, 1x am Tag. Nicht einmassieren, sondern eher auf die Haut tupfen. Dies ist eine sichere Hilfe und nebenwirkungsfrei. Weitere Möglichkeiten sind: alle 5–10 Minuten 2 Tropfen Rescue Remedy Tropfen in den Mund träufeln oder auf die Innenseite der Unterlippe, so lange bis Besserung eintritt.

Maria M. Kettenring empfiehlt 1 Tropfen Pfefferminzöl auf ein Taschentuch geben und inhalieren. Dies ist auch besonders günstig beim Autofahren.

Eine weitere schnelle nebenwirkungsfreie Hilfe ist das Inhalieren von 1–2 Tropfen Lemongrasöl auf einem Taschentuch.

Müde Augen

Auch wenn ich nicht am Computer gesessen und meine Augen nicht überanstrengt habe, plagen mich müde Augen. Mein Blutdruck ist immer niedrig (RR 90/55 mmHg). Gibt es Hilfe vielleicht aus der Homöopathie? Danke!

Ja, natürlich! Geben Sie 2x am Tag in die äußeren Augenwinkel beidseitig je 1 Tropfen **Mucokehl Augentropfen**. Außerdem empfehle ich Ihnen **Augenbäder** nach Pfarrer Sebastian Kneipp. Die Hilfe spüren Sie sehr schnell (Augenbäder s. Seite 178).

Ohnmacht und Bewusstlosigkeit als Folge von niedrigem Blutdruck und zusätzlicher Sonneneinwirkung

Ich war schon mehrmals bewusstlos als Folge von meinem niedrigen Blutdruck und zusätzlicher Sonneneinwirkung. Wenn es wieder mal soweit ist, kann ich dann eine homöopathische Arznei einnehmen, damit ich die Hitze und Sonneneinstrahlung besser verkrafte? Der niedrige Blutdruck macht mir schon genug zu schaffen, aber beides ist zu viel. Danke!

Therapievorschlag:
Alle 5–10 Minuten jeweils 2 Tropfen Rescue Remedy Tropfen in den Mund oder auf die Lippen träufeln.
Veratrum album D3, 3x je 5 Globuli im Abstand von 10 Minuten lutschen.

Bei ganz schlimmen Zuständen (ist jedoch nach obiger Medikation meist nicht nötig):
Zusätzlich Carbo vegetabilis D200, 2 Globuli einmalig.

Extrasystolen, Herzstolpern bei niedrigem Blutdruck

Herzstolpern ist bei mir immer wieder die Diagnose. Mein Hausarzt sagt, der extrem niedrige Blutdruck sei die Ursache. Oft ist der Pulsschlag auch zu schnell. Kann man da was machen?

Therapievorschlag – Akut:
Veratrum album D3, 2x je 5 Globuli lutschen, im Abstand von 10 Minuten.

Zusätzlich:
Rescue Remedy Tropfen, 2x je 2 Tropfen, im Abstand von 15 Minuten auf die Innenseite der Unterlippe träufeln.

Langzeittherapie:
Spartial Tropfen nach Anweisung.

Injektionstherapie:
Cor forte Injektopas nach Anweisung.

Schweißausbrüche, lang anhaltend, bei Tag und Nacht – Folge von extrem niedrigem Blutdruck

Ich schwitze ohne ersichtlichen Grund bei Tag und Nacht. Mein Hausarzt sagt, dies hinge mit dem extrem niedrigen Blutdruck zusammen. Verschiedene Untersuchungen wurden schon angestellt, haben aber nichts erbracht.

Therapievorschlag:
Salbeitee 1 Woche lang trinken, später im Wechsel mit Lebertee (Rezept s. Seite 181).

Zusätzlich:
Horvityl Tropfen (Firma Horvi), je 20 Tropfen auf 1 EL Wasser, 3–4x am Tag, eine 1 Minute lang im Mund behalten, bei Besserung 3x täglich je 10 Tropfen, später 2x je 10 Tropfen pro Tag.

Kopfschmerzen bei niedrigem Blutdruck

Mindestens 2x pro Woche leide ich unter Kopfschmerzen, mal rechts, mal links, manchmal auch über der Stirn oder auch diffus über dem ganzen Schädel. Eine Regelmäßigkeit der Lokalisation gibt es nicht. Schmerztabletten habe ich schon genug genommen. Mein stark niedriger Blutdruck ist die Ursache. Gibt es aus der Naturheilkunde Hilfe? Danke!

Therapievorschlag:
Oral:
Gelsemium Homaccord Tropfen nach Anweisung.

Injektionstherapie:
1 Ampulle Gelsemium Homaccord und 1 Ampulle spigelon zusammen aufziehen, i.v. spritzen, 2x pro Tag.

Oder:
1 Ampulle Gelsemium Homaccord und 1 Ampulle spigelon, beides 1x pro Tag trinken.

Zusätzlich bei Bedarf:
2 Ampullen Serpalgin, entweder i.m. spritzen oder trinken.

Wichtig: Die Ausleitung über den Darm nicht vergessen.

Außerdem:
Täglich **mindestens** 3 Tassen Lebertee trinken! (Rezept s. Seite 181)

Anwendung:
2x pro Tag je 2 Tropfen Mucokehl D5 über jeder Schläfe einreiben, nach 10 Tagen nur noch 1x täglich, dann aber zusätzlich 1 Tropfen über der Stirn 1x am Tag einreiben, mit ganz leichtem Druck (nur tupfen).

Gedächtnisstörungen bedingt durch Hypotonie

Ich bin erst 61 Jahre alt und leide unter Gedächtnisstörungen, das Kurzzeitgedächtnis ist hauptsächlich betroffen. Meine Blutdruckwerte sind extrem niedrig und mein Arzt sagt, dies sei die wahrscheinlichste Ursache. Können Sie mir helfen?

Therapievorschlag:
Selenium Homaccord nach Anweisung, 6 Wochen lang.

Anschließend:
Blutgefäßtropfen N, ebenso nach Anweisung, über 6 Wochen. Und wieder von vorne, je nach Entwicklung.

Anwendungen:
Reiben Sie mit ganz leichtem Druck täglich 1x je 2 Tropfen Mucokehl D5 über beiden Schläfen ein und 1 Tropfen über der Stirn.

Weitere Maßnahmen:
Als Sauerstofftherapie empfehle ich eine HOT-Behandlung, je 10 Sitzungen, sowohl im Frühling als auch im Herbst.

Eine weitere Möglichkeit ist die Behandlung mit Eigenblut, diesem können verschiedene Einzelhomöopathika zugesetzt werden, wie z. B. Sulfur Injeel, Aurum jodatum Injeel, Kalium phosphoricum Injeel, je nach Arzneimittelbild. Sehr gute Erfolge zeigt auch der Zusatz von Cerebrum Comp. Ampullen sowie Coenzyme Comp. Ampullen im Wechsel mit Ubichinon Comp. Ampullen.

Ein Zitronen-Vitalwasser nach Maria M. Kettenring können Sie trinken. Es hilft sehr gut:

2 Tropfen Zitronenöl und 1 Tropfen Orangenöl mit 1 EL frischem Zitronensaft emulgieren und in 1 Liter Mineralwasser gießen.

Konzentrationsstörungen bedingt durch niedrigen Blutdruck

Ich bin 42 Jahre alt und kann mich noch nie so richtig konzentrieren wie z. B. meine Arbeitskollegen. Meine Blutdruckwerte sind stets extrem niedrig (RR 90/50 mmHg). Vielleicht kann ich aus der Naturheilkunde eine Arznei gegen Konzentrationsstörungen bekommen. Untersuchungen wegen Verdacht auf Morbus Alzheimer und andere Gehirnerkrankungen brachten kein Ergebnis. Gibt es Hilfe aus dem Naturbereich?

Ja. Vertigoheel Tropfen sollen nach Anweisung zum Einsatz kommen, nach 6 Wochen ist dann Selenium Homaccord die empfohlene Arznei, auch 6 Wochen lang, dann wieder von vorne.

Eine HOT-Behandlung sollte im Frühjahr und Herbst erfolgen, jeweils 10 Sitzungen, 2x pro Woche.

Als Injektionen ist Cerebrum Comp. Heel und Hepar Comp. Heel zu raten, im Wechsel mit Coenzyme Comp. und Ubichinon Comp. Diese Ampullen werden zunächst 2x pro Woche, nach 8 Wochen eventuell 1x pro Woche gespritzt, je nach Verlauf.

Eine Eigenblutbehandlung ist auch sehr hilfreich, dem Eigenblut können homöopathische Einzelmittel beigemischt werden, z. B. Thuja Injeel, Selenium Injeel, Kalium bromatum Injeel, je nach Arzneimittelbild.

Maria M. Kettenring rät bei Konzentrationsmangel 1–2 Tropfen Zitronenöl z. B. auf Vlies auf den Schreibtisch legen und inhalieren.

Hilfe mit der Horvi-Enzym-Therapie bei Hypotonie

Ich bin 33 Jahre alt und bei mir werden immer erniedrigte Blutdruckwerte festgestellt. Gibt es ein Naturheilmittel, was wirklich hilft? Meine Freundin hat von der Horvi-Enzym-Therapie so gute Hilfe bei Hypertonie bekommen. Meine Diagnose ist aber Hypotonie. Danke!

Ja, die Arzneien der Horvi-Enzym-Therapie helfen fast immer sehr zuverlässig und schnell.

Therapievorschlag:
Horvi-Enzym-Bufomarin forte liq. und Horvi-Psy 4 Comp 1 sollen täglich 3x je 8 Tropfen im Abstand von 5–10 Minuten **vor** dem Essen eingenommen werden. Die Tropfen mindestens 1 Minute lang im Mund behalten. Zusätzlich **Horvicard** nach Anweisung.

Hilfe von Wasserdoktor Pfarrer Sebastian Kneipp

Wir wandern viel, unterwegs im vorderen Odenwald gibt es auf der einen Route ein Wassertretbecken und ein Becken mit Quellwasser für Armbäder. Was ist gegen meinen niedrigen Blutdruck zu empfehlen? Die Becken sind nebeneinander, beide Anwendungen hintereinander kühlen meinen Körper aus.

Armbäder mit frischem Quellwasser sind das Mittel der Wahl bei Hypotonie. Wassertreten ist auch gut, aber die beste Wirkung wird durch das kühle Armbad erzielt (siehe Seite 179).

Herzklopfen

Ich bin 71 Jahre alt, habe einen sehr niedrigen Blutdruck und immer wieder mal Herzklopfen. Wie kann ich das Herzklopfen wegbekommen? Es ist einfach unangenehm. Den niederen Blutdruck habe ich schon immer, aber das Herzklopfen erst jetzt im Alter.

Nehmen Sie täglich Cralonin Tropfen nach Anweisung, über 6 Monate, und wenn das Herzklopfen anfängt, einmalig 5 Globuli Veratrum album D3. Nach 10 Minuten können Sie die Veratrum album Gabe wiederholen, falls noch nötig. Auf die Innenseite der Unterlippe geben Sie zusätzlich 4 Tropfen Rescue Remedy. Dann beruhigt sich der Anfall sehr schnell.

Eigenblut bei niedrigem Blutdruck

Meine Tante hat auch immer niedrige Blutdruckwerte. Ein Heilpraktiker hat ihr wenigstens vorübergehend sehr gut geholfen. Sie bekam Eigenblutspritzen. Wie geht das vor sich? Danke.

Ein sehr erfolgreicher Heilpraktiker, Harald Krebs, empfiehlt in seinem Buch „Eigenbluttherapie folgende Vorgehensweise:

Eigenblutinjektion:
1.–5. Woche Injektionen am Montag und Freitag mit 3,0 ml Eigenblut, zusätzlich auf die andere Gesäßseite 1 Ampulle Anabol-Injektopas, 1 Ampulle Ginseng-Injektopas und 1 Ampulle Calycast-Injektopas. Die weiteren einmal wöchentlich durchgeführten Eigenblutinjektionen werden für die Dauer von 2 Monaten fortgesetzt, später je nach Entwicklung.

Er empfiehlt weiterhin folgende **Zusatztherapie**:
Bovisan D5 Kapseln – zwei Wochen montags und freitags je 1 Kapsel, ab 3.–5 . Woche 1x wöchentlich 1 Kapsel und ab 6. Woche 14-tägig 1 Kapsel einnehmen und drei Stunden nüchtern bleiben.

Tropfenmischung: Phönix Hypotonex, Phönix Kalium nitricum aa 50,0 M.D.S. morgens vor dem Aufstehen 40 gtt., vor dem Frühstück 40 gtt., vor dem Mittagessen 40 gtt. mit Flüssigkeit einnehmen.

Vitamin C: 1 TL Ascorbinsäure Plv. über den Tag verteilt mit Saft einnehmen.

Diese Behandlung hatte viel Erfolg, ich konnte mich in seiner Praxis davon überzeugen.

Hilft das kalte Wasser besser als ein Medikament?

Ich habe stets einen niedrigen Blutdruck (RR 100/55 mmHg). Meine Cousine hat vom Wasserdoktor Kneipp Hilfe bekommen, ich mir nicht vorstellen, dass das einfache Wasser besser helfen soll als ein Medikament. Oder soll ich die Kneipp'sche Wassertherapie doch mal ausprobieren? Was soll da helfen? Wie funktioniert das? Ich danke Ihnen sehr, ich bin so verunsichert.

Die oben erwähnte Behandlung mobilisiert die körpereigene Abwehr, es ist eine Reiztherapie, das kalte Wasser, die chemische Zusammensetzung und der Ort, wo das Wasser wirkt, setzen einen Reiz und der Körper antwortet. Es handelt sich um eine Umstimmungstherapie, der Mensch wird gesund (siehe S. 49). Natürlich müssen Sie von einem erfahrenen Arzt aufgeklärt werden, welche Anwendungen für Ihren Zustand geeignet sind.

Salzkonsum bei Hypotonie

Meine Schwester hat einen erhöhten Blutdruck und muss ihren Salzkonsum einschränken. Sie darf keine Wurst und keine Fertiggerichte essen. Muss ich bei niedrigem Blutdruck auch auf den Salzkonsum achten?

Nein, bei erniedrigtem Blutdruck brauchen Sie mit Salz nicht zu sparen, eher das Gegenteil. 5–6 g pro Tag sind normalerweise o.k., Sie dürfen ruhig nochmals 5 g pro Tag zulegen, wenn Sie keine Ödeme haben.

Vorbeugung von Ohnmacht und Kollapszustände, ausgelöst durch extrem niedrige Blutdruckwerte

Ich neige zu Ohnmachtsanfällen, schon mehrfach wurde ich von einem Kollaps mit kaltem Schweiß auf der Stirn, extremer Kälte, Blässe, bläulichen Lippen und Schwäche heimgesucht. Ich bin 64 Jahre alt. Kann man da vielleicht vorbeugen, kann man so eine Veranlagung behandeln? Für den Akutfall hat mir mein Hausarzt eine Arznei gegeben.

Ja, lutschen sie 3x am Tag je 1 Tablette Veratrum album D6 über 6 Wochen, anschließend 4 Wochen lang Tabacum D6, 3x pro Tag je 1 Tablette.

Cralonin Tropfen können Sie im Anschluss über ½ Jahr nach Anweisung zur Anwendung bringen.

Anwendungen:
Waschen Sie Ihren Körper 1x am Tag kalt ab oder nehmen Sie ein kaltes Armbad nach Kneipp (siehe Seite 179).

Wechsel von hohem und niedrigem Blutdruck

Mein Blutdruck wechselt – mal hoch, mal niedrig. Kein Arzt konnte mir helfen. Ich suche Hilfe aus der Naturheilkunde.

Hier können homöopathische Einzelmittel zum Einsatz kommen. Sie wirken individuell und stoßen die Selbstheilungskräfte an.

Crataegus D6 und Arnika D6, beides im **täglichen Wechsel**, je 3x täglich je 1 Tablette lutschen, 6 Wochen lang.

Oder: Pulsatilla D6, 3x täglich je 1 Tablette lutschen – bei Patienten, die stark mitfühlend, sehr sensibel sind und unter einer schwankenden Entschlusskraft leiden.

Sulphur D6, 3x täglich je 1 Tablette lutschen – Patienten, die unter nachmittäglicher Müdigkeit leiden, nachts jedoch mehrere Stunden wach sind. Sie sind tatendurstig, können sich jedoch nicht aufraffen.

Zusätzlich können auch die **Bach-Blüten** eine Hilfestellung sein. Hier kommen in Frage:

Agrimony, Cerato, Cherry Plum, Elm, Hornbeam, Larch, Olive, Rock Water, Scleranthus, Walnut, Water Violet, Wild Rose, wenn der augenblickliche Gemütszustand, der diesen Blüten zugesprochen wird, einen wechselhaften, mal hohen, mal niedrigen, Blutdruck hervorruft.

Die Bach-Blüten-Essenzen können mit jeder Therapie kombiniert werden. Sie haben keine Nebenwirkungen, sondern wirken ausgleichend.

Stark erniedrigte Blutdruckwerte seit einer Virusgrippe

Seit einer Virusgrippe vor 10 Wochen sind meine Blutdruckwerte noch niedriger als sonst. Sie erholen sich überhaupt nicht. Ich habe kein Antibiotikum genommen, weil ich meinen Körper nicht unnötig belasten will. Gibt es Hilfe aus der Naturheilkunde?

Ja, lutschen Sie 3x täglich je 1 Tablette Veratrum album D6, über 6 Wochen, und lutschen Sie zunächst einmalig 2 Globuli von der Arznei Influenzinum Nosode D200, später nach 4 Wochen noch einmal wiederholen, je nach Befund. Das muss ein Homöopath entscheiden.

Machen Sie alle 2 Tage kalte Armbäder nach Kneipp, diese Anwendung heißt auch „Kneipp'scher Kaffee„ (s. Seite 179).

Impfreaktion nach Herpes zoster Impfung

Ich wurde vor 2 Wochen gegen Herpes zoster geimpft und seitdem habe ich vermehrt Schwindel und Müdigkeit. Mein Blutdruck ist im Keller. Ich bilde mir das wirklich nicht ein, wie mein Umfeld meint. Gibt es Hilfe von Ihnen? Danke!

Lutschen Sie 3x am Tag je 1 Tablette Thuja D6, über 4 Wochen, und lutschen Sie einmalig 2 Globuli Herpes zoster Nosode D200.

Extrem niedrige Blutdruckwerte nach Unterdrückungen

Ich hatte Nierenschmerzen und Leukozyten im Urin, sonst keine pathologischen Veränderungen. Mein Hausarzt gab mir ein Antibiotikum, was nur sehr schleppend half. Ich musste 2 Päckchen davon einnehmen und meine Blutdruckwerte erholen sich überhaupt nicht. Es ist schon drei Wochen her und die Werte sind immer noch im Keller. Meine Mutter macht mir Vorwürfe und meint, ich hätte zu einem Homöopathen gehen sollen, um Hilfe zu finden, dann wären diese Nebenwirkungen nicht passiert. Stimmt das? Gibt es jetzt noch Hilfe?

Ja, natürlich. Der Unterschied zwischen diesen beiden Behandlungsarten ist folgender:

Mit dem Antibiotikum wird das Symptom **unterdrückt**, in der Homöopathie heilen wir keine Krankheiten mit unseren Arzneien, sondern wir leiten die **Selbstheilung** ein, indem wir das Immunsystem stimulieren, und die Reaktion darauf ist die Mobilisierung der Selbstheilungskräfte. Somit kommen solche Nebenwirkungen nicht vor.

Homöopathie statt chemischen Arzneien

Ich bekomme keine Hilfe bei der Einnahme von chemischen Arzneien. Ich habe schon verschiedene ausprobiert. Mein Blutdruck geht vorübergehend in die Höhe, nach einigen wenigen Tagen ist alles wie vorher. Soll ich mal die Homöopathie versuchen? Was ist da für ein Unterschied? Nennen Sie mir doch bitte eine oder mehrere homöopathische Arzneien, welche ich ausprobieren kann. Und bitte erklären Sie die Wirkung der homöopathischen Medikamente.

Ein berühmter indischer Homöopath, Dr. Prafull Vijayakar, gibt dazu eine kurze Antwort:

Homöopathie: In der Homöopathie behaupten wir nicht, Krankheiten mit unserer Arznei zu heilen. Wir stimulieren nur das (Immun-)System, um eine Reaktion hervorzurufen und die Selbstheilung einzuleiten.

Moderne Medizin: Krankheiten mit substanziellen Dosen zu behandeln heißt, das verursachende Agens zu überwinden oder zu unterdrücken, das die äußere/innere Krankheit hervorruft.

Die Arzneien, welche bei Ihnen in Frage kommen, um Ihr Immunsystem und die Selbstheilungskräfte wecken, sind (natürlich je nach Arzneimittelbild):

Aurum metallicum D12/D30 – Herzangst, schwaches Gedächtnis, Selbstmordneigung, Lebensüberdruss, schwacher, rascher unregelmäßiger Puls. Atemnot kommt häufig vor, wenn der Patient mit niedrigem Blutdruck oder auch hohem Blutdruck diese Arznei braucht.

Tabacum D30 – wird eingesetzt bei Patienten mit Schwindel, Blässe, Schweiß, Übelkeit, Schlaflosigkeit und Kollaps.

Gelsemium D6/D12 – Patient zittert, Schwindel, Benommenheit, Lähmung und völlige Entkräftung sind Leitsymptome.

Veratrum album D6/D30 – Patienten klagen über eisige Kälte und Schwäche. Ein totales Kollapsbild findet man vor. Kalter Schweiß, Erbrechen und Durchfall sind vorherrschend. Die Haut ist kalt, feucht und blau.

Arsenicum album D6/D30 – große Erschöpfung und Schwäche. Angst und Unruhe mit kaltem Schweiß sind führend. Kopfschmerzen und im allgemeinen brennende Schmerzen sind charakteristisch.

Kalium carbonicum D12/D30 – passt für schwache Patienten mit viel Schweißbildung und Rückenschmerz, Kopfschmerz und Schwindel sind charakteristisch, außerdem ein rascher, aber schwacher Puls.

Lachesis D12 – Schwäche, Blässe, Herzklopfen, Zyanose, unregelmäßiger Puls. Morgendliche Verschlimmerung. Ischias rechts, die Haut sieht bläulich aus. Dies sind typische Leitsymptome bei Patienten, die Lachesis benötigen.

Crataegus D2 – Schwindel, schwacher Puls, niedriger Blutdruck, Neigung zu Kollaps, Anämie, Ödeme, kalte Extremitäten, Blässe und unregelmäßiger Puls sind typisch.

Ein erfahrener Homöopath wird nach langem Gespräch und gründlicher Untersuchung das eine passende Mittel für Sie herausfinden. Später benötigen Sie dann noch weitere Arzneien, aber nacheinander, meist einzeln und nicht mehrere Arzneien gleichzeitig. Dann bessert sich Ihre Hypotonie. Es handelt sich hierbei um eine Reiztherapie, der spezifischsten und individuellsten überhaupt. Versuchen Sie es mit der Einzelmittelhomöopathie. Sie werden es nicht bereuen.

Wassertreten bei niedrigem Blutdruck trotz Blasenentzündung

Mir tut das Wassertreten so gut. Mein Schwindel und meine Müdigkeit, die auf niedrigem Blutdruck beruht, plagen mich seltener, wenn ich zwei Mal in der Woche Wassertreten mache. Das Wassertreten hilft mir mehr als das kalte Armbad. Aber ich leide unter rezidivierender Blasenentzündung. Diese ist im Moment wieder akut. Da muss ich aussetzen und mein Hausarzt meinte, ich solle das Wassertreten ganz sein lassen. Wie ist Ihre Meinung?

Hier stimme ich nicht zu, denn Abhärten ist die Lösung; tauchen Sie einen Teststreifen (Combur 5) in Ihren Urin und wenn keine Bakterien, keine Leukozyten und kein Eiweiß angezeigt wird, dann fahren Sie mit dem Wassertreten fort. Natürlich dürfen Sie keine kalten Füße haben und der Körper darf nicht auskühlen. Aber das ist Ihnen sicherlich bekannt. Sie können zwischendurch auch die kalten Armbäder zur Anwendung bringen, wenn's mit dem Wassertreten nicht klappt. Das kalte Armbad heißt ja auch „Kneipp'scher Kaffee (s. Seite 179).

Kalte Füße bedingt durch niedrigen Blutdruck

Ich habe stets kalte, eiskalte Füße. Vielleicht ist der niedrige Blutdruck die Ursache. Es hilft nichts, auch ansteigende Fußbäder sind oft nur ganz kurz hilfreich. Haben Sie Hilfe für mich? Natürlich aus der Naturheilkunde! Danke!

Orale Medikationen:
Propionibacterium avidum D5 (Holomed), 3x pro Woche je 1 Kapsel, über 2 Monate.

Die Einnahme der sanum-Bakterienpräparate erfolgt auf nüchternen Magen. Danach 4 Stunden nüchtern bleiben. Dies kann entweder mitten in der Nacht geschehen oder anstatt eines Frühstücks oder man wartet, bis ein frühes Abendessen nach 6 Stunden verdaut ist, und schluckt dann die Kapsel vor dem Zubettgehen.

Zusätzlich:
Calcium carbonicum D6, 3x täglich je 1 Tablette, 6 Wochen lang.

Anschließend:
Capillaron nach Anweisung

Weitere orale Möglichkeiten:
Secale Olplx Tropfen und Collateral forte, beides nach Anweisung.

Injektionstherapie:
1 Ampulle Circulo Injeel
1 Ampulle Mucokehl D5
1 Ampulle Ginkgobakehl D4
1 Ampulle Arteria suis Injeel
zusammen aufziehen, i.v. spritzen, 2x pro Woche, über 4 Wochen

Anwendungen:
10 HOT-Sitzungen, jeweils im Frühjahr und im Herbst, 2x pro Woche.

Naturheilmittel oder homöopathische Arzneien?

Meine Schwester hat auch wie ich einen niedrigen Blutdruck, sie nimmt Naturheilmittel. Sind diese in ihrer Wirkung so spezifisch und individuell wie die homöopathischen Arzneien? Soll ich mich zu einem Homöopathen begeben oder von meinem Hausarzt Naturheilmittel verschreiben lassen? Bei uns in der Straße ist ein Heilpraktiker und Homöopath.

Sie haben schon richtig getippt. Die Homöopathie ist die spezifischste und individuellste Reiztherapie und setzt die Selbstheilung in Gang. Ich rate Ihnen zu einer Vorstellung bei einem Homöopathen. Die Homöopathie mobilisiert die Selbstheilungskräfte, ohne die keine Heilung möglich ist.

Neuraltherapie und niedriger Blutdruck

Ein Neuraltherapeut hat meiner Freundin so gut geholfen, sie hatte Schwindelattacken. Jetzt meint sie, ich solle mit meinen niedrigen Blutdruckwerte auch bei diesem Arzt Hilfe erbitten. Was ist Neuraltherapie? Gibt es eine Chance?

Ihr niedriger Blutdruck kann durch eine Störfeldsanierung natürlich Hilfe bekommen. Ein Gang zum Neuraltherapeuten lohnt sich bei jeder chronischen Krankheit. Mehr dazu auf Seite 54.

Bach-Blüten-Essenzen und niedriger Blutdruck

Meine Tante bekam von ihren Heilpraktiker Hilfe durch die Bach-Blüten. Ich möchte wissen, ob diese Behandlung auch für mich geeignet ist oder auch die Therapie mit den kalifornischen Blüten. Ich habe davon gehört, vielleicht können Sie mich da aufklären.

Es gibt Bach-Blüten-, kalifornische Blüten- und australische Busch-Blüten-Essenzen. Bei niedrigem Blutdruck erzielte ich die größte Hilfe von den Bach-Blüten-Essenzen: Agrimony, Cerato, Cherry Plum, Elm, Hornbeam, Larch, Olive, Rock Water, Scleranthus, Walnut, Water Violet, Wild Rose, wenn der augenblickliche Gemütszustand die entsprechende Blüte verlangte.

Die Gemütszustände, die diesen Blüten zugesprochen werden, können auch einen wechselhaften Blutdruck, mal hoch, mal niedrig, hervorrufen.

Vielleicht kann ein Naturarzt oder Heilpraktiker Ihnen da weiterhelfen. Ein langes Gespräch ist die Voraussetzung.

Die Bach-Blüten – wie auch die kalifornischen Blüten und die australischen Buschblüten-Essenzen – regen die Selbstheilung im Körper an und sollen auf jeden Fall zum Einsatz kommen. Sie sind nebenwirkungsfrei und mit jeder anderen Therapie kombinierbar.

Trockenbürsten, Wechselduschen und Sport an der frischen Luft

Meine Mutter hält so viel von Bürstenmassagen, Wechselduschen und natürlich Sport an der frischen Luft. Sie liegt mir immer in den Ohren mit diesen drei Ratschlägen. Ich habe einen niedrigen Blutdruck. Soll ich das mal ausprobieren? Bisher war jeder Arzt erfolglos. Mein Blutdruck hat sich nicht auf Dauer erholt.

Trockenbürsten, am besten am Morgen, empfehle ich Ihnen. Nehmen Sie eine Weidenbürste oder einen Massagehandschuh und bürsten Sie den ganzen Körper am besten am offenen Fenster. Wechselduschen sind auch sehr hilfreich und natürlich Sport an der frischen Luft, wie z. B. Schwimmen, Bergwandern, Rudern, Kanufahren und Skilanglauf.

Ich möchte jetzt mit Sport beginnen

Überall heißt es, Sport solle man dem niedrigen Blutdruck entgegensetzen. Ich bin 22 Jahre alt, männlich, und gesund, außer dass mein Blutdruck ständig im Keller ist. Ich habe leider einen sitzenden Beruf. Welche Sportart empfehlen Sie? Oder welche soll ich unbedingt meiden?

Beginnen Sie den Tag mit Gymnastik, kalter Dusche und/oder Trockenbürsten. Fahren Sie, wenn möglich, mit dem Fahrrad zur Arbeit, oder gehen Sie abends joggen oder schwimmen.

Folgende Sportarten sind zu empfehlen: Joggen, Bergwandern, Schwimmen, Radfahren und Skilanglauf, Rudern und Kanufahren.

Ungünstig sind folgende Sportarten: Reiten, Segeln, Drachenfliegen, Rodeln und Geräteturnen.

Selbstheilungskräfte mobilisieren – statt Symptome zu unterdrücken

Ich habe zwei Monate lang diverse Antibiotika wegen meiner Blasenentzündung geschluckt, außerdem musste ich wieder Kortisonsalbe auf meine Neurodermitisstellen schmieren. Seitdem ist mein Blutdruck ganz tief, er erholt sich überhaupt nicht mehr (RR 90/50 mmHg). Ich habe alles nach Anweisung gemacht. Ich bin müde, kaputt, habe Kopfschmerzen und Schwindel. Gibt es Hilfe? Danke!

Was Sie geschildert haben, das sind alles Unterdrückungen von Symptomen, keinerlei Anstoß der Selbstheilung kam zum Einsatz. Und, wenn Symptome unterdrückt werden, z. B. durch chemische Arzneien, dann melden sich andere Schwachstellen im Körper, bei Ihnen scheint es der niedrige Blutdruck zu sein.

Begeben Sie sich in die Behandlung eines Homöopathen, er heilt Ihnen die chronische Blasenentzündung aus. Auch für die Haut gibt es homöopathische Hilfe. Es dauert vielleicht etwas, aber das ist der einzige Weg, um Ihre Selbstheilungskräfte zu mobilisieren. Denn ohne Selbstheilung passiert nichts.

Impffolgen

Meine Schwester hat einen hohen Blutdruck und ließ sich gegen die Gürtelrose impfen, es handelte sich um das Präparat Shingrix von der Firma GSK. Im Anschluss an die Impfung kam es mehrfach zu hypertensiven Krisen. Nach 10 Tagen beruhigte sich der Blutdruck dann endlich. Kann mir mit meinem niedrigen Blutdruck so etwas auch passieren? Geht dieser dann noch mehr in den Keller? Ich bin 39 Jahre alt.

Lassen Sie sich bitte nicht gegen Gürtelrose und auch Grippe usw. impfen. Nach einer Impfung geht die spezielle Abwehr in die Höhe, aber auf Kosten der humoralen Abwehr. Schwachstellen im Körper melden sich, schlummernde Krankheiten können zum Ausbruch kommen. Gehen Sie solche Risiken nicht ein. Durch eine Infektion mit Herpes zoster Viren oder Grippeviren werden Selbstheilungskräfte mobilisiert und das Immunsystem bekommt eine Trainingseinheit mehr. Sie sind noch jung und Ihr Immunsystem soll durch Akuterkrankungen geschult werden. Auch im Impfkalender der STIKO werden diese Impfungen erst ab 60 Jahren empfohlen.

Mit niedrigem Blutdruck leben

Wie soll ich leben, damit mein niedriger Blutdruck nicht noch mehr Beschwerden macht? Gibt es einen Leitfaden, gibt es Richtlinien für mein weiteres Leben? Ich bin 28 Jahre alt, ehemalige Friseurin und habe meinen Beruf kurz nach der Ausbildung schon abbrechen müssen, weil ich nicht lange stehen konnte. Die ganzen anderen wohlgemeinten Tipps, wie z. B. bestimmte Sportarten pflegen, brachten mir nur kurzzeitig Hilfe.

Leben Sie zunächst ganz **natürlich**! Unterdrücken Sie die krankhaften Symptome wie Fieber, Durchfall, Hautausschläge, virale und bakterielle Infektionen nicht mit Antibiotika, lassen Sie die Symptome zunächst zu und mobilisieren Sie die Selbstheilungskräfte, dies ist eine Schulung für Ihr Immunsystem. Nehmen Sie Abstand von Impfungen wie Grippe Impfung, Impfung gegen Herpes zoster usw. Akuterkrankungen sind Trainingseinheiten für Ihr Immunsystem, auch für Ihren Blutdruck. Ihr niedriger Blutdruck gehört in die Hände eines Einzelmittelhomöopathen, dieser setzt mit der richtigen Arznei einen Reiz und die Selbstheilung kommt in Gang.

Zusätzlich sollten Sie Anwendungen wie kalte Armbäder, Ganzkörperwaschungen und Wassertreten zur Anwendung bringen. Auch die Kneipp'sche Wassertherapie ist eine Reiz- und Umstimmungstherapie und der Körper antwortet auf diesen Reiz mit Selbstheilung. Die Kneipp'schen Anwendungen sollen zusätzlich zu dem Gang zum Homöopathen erfolgen.

Sauna und niedriger Blutdruck

Meine Freundinnen wollen mich immer mit in die Sauna nehmen, das täte so gut, meinen sie. Aber irgendwelche Messwerte über Blutzucker und Bluthochdruck sind nicht vorhanden. Ist es empfehlenswert, dass ich da mal schnuppere?

Ja, die Sauna schafft Wohlbefinden, das stimmt. Ihr Blutdruck wird davon nicht in die Höhe gehen und auch nicht niedriger werden.

Trinkmenge und niedriger Blutdruck

Wie viel raten Sie mir zu trinken am Tag? Mein Blutdruck ist schon immer niedrig. Ich bin 53 Jahre alt.

Wenn Sie sonst keine Erkrankungen haben, welche mit Wasseransammlungen im Körper einhergehen, dann rate ich Ihnen auf Grund Ihres niedrigen Blutdrucks 2–3 Liter am Tag zu trinken.

Aromatherapie und niedriger Blutdruck

Meine Cousine schwört auf die Aromatherapie. Sie bekommt immer Hilfe, wenn sie Beschwerden bedingt durch ihren niedrigen Blutdruck hat. Müdigkeit, Kopfschmerzen, Sehstörungen schwinden geradezu dahin, sagt sie immer. Was ist das für eine Behandlung? Sollte ich mich damit auch anfreunden? Ich habe auch einen niedrigen Blutdruck und oftmals Beschwerden.

Ja, natürlich, die Aromatherapie ist ein Teil der Phytotherapie (Pflanzenheilkunde). Die ätherischen Öle stoßen die Selbstheilungskräfte an. Sie sollten sich ruhig damit anfreunden.

Herdgeschehen – Wurzelentzündung und tote Zähne

Ich höre im Bekanntenkreis immer wieder, dass tote Zähne und Wurzelentzündungen restlos behoben werden müssen. Stimmt das? Ich habe drei tote Zähne – Wurzelfüllungen und immer wieder Wurzelentzündungen an einem anderen Zahn, auch schlechte Zähne. Soll ich das Gebiss sanieren lassen? Hilft es meinem Körper? Ich denke da an meinen extrem niedrigen Blutdruck.

Auf jeden Fall! Das Gebiss muss in Ordnung sein, sonst muss man von einer Herderkrankung sprechen und diese wirkt sich sehr ungünstig auf den ganzen Körper aus. Machen Sie noch heute einen Termin beim Zahnarzt! Nicht aufschieben!!

Weitere Herdgeschehen und niedrige Blutdruckwerte

Meine 19-jährige Tochter leidet an einer chronischen Sinusitis und meine Schwester (50 Jahre) an einer chronischen Cholezystitis. Beide klagen über niedrige Blutdruckwerte mit Folgeerscheinungen wie Schwindel, Kopfweh und vorübergehende Sehstörungen. Stimmt das, dass die chronische Sinusitis sowie die chronische Cholezystitis Fernwirkungen z. B. auf das Blutdruckgeschehen haben? Bei beiden ist der niedrige Blutdruckwert dauerhaft.

Ja, natürlich, beide Krankheiten sind Störfelder und eine Herdsanierung muss erfolgen. Ein Neuraltherapeut klärt Sie bestens auf.

Hilfe bei niedrigem Blutdruck mit Bach-Blüten bei negativen Gemütsstimmungen

Wirken sich negative Gemütsstimmungen auf das Blutdruckgeschehen aus und wo kann man in diesem Fall Hilfe bekommen? Meine Mutter erzählt mir ständig etwas von Bach-Blüten.

Ganz richtig, Bach-Blüten heben negative Gemütsstimmungen auf, welche auf das Blutdruckgeschehen Einfluss haben. In Ihrer Umgebung gibt es sicherlich Bach-Blüten-Therapeuten, Heilpraktiker und Ärzte, welche viel Erfahrung haben. Wenn die negativen Gemütsstimmungen aufgehoben sind, können sich die Selbstheilungskräfte entfalten.

Wechselnde Blutdruckwerte, mal hoch, mal tief

Meine Blutdruckwerte wechseln häufig, mal niedriger und mal hoher Blutdruck. Gibt es eine Arznei, welche den Blutdruck reguliert? Oder von wem bekomme ich Hilfe?

Ja, es gibt ein Mittel zur Regulierung: Phosphorus D12, 2x je 1 Tablette am Tag über 6 Wochen, sollte Ihrem Blutdruckwert Stabilität verleihen.

Angst vor Kreislaufschwäche, wenn ich jetzt mit Sport beginne

Ich möchte jetzt mit Sport beginnen gegen meinen niedrigen Blutdruck. Ich habe Angst, wenn es mir flau wird, wenn ich Kreislaufsensationen bekomme, wie manchmal während der Arbeit. Vielleicht gehe ich mit meinem Bruder Bergwandern. Können Sie mir, weil ich so ängstlich bin, etwas empfehlen, was bei Kreislaufstörungen auf jeden Fall hilft? Danke!

Ja, natürlich, diese Ängste haben viele Patienten mit niedrigen Blutdruckwerten. Lutschen Sie in so einer Situation wie oben geschildert Veratrum album D3, 3x im Abstand von 10 Minuten jeweils 5 Globuli. Zusätzlich geben Sie im ¼-stündigen Abstand 2x je 4 Tropfen Rescue Remedy Tropfen auf die Zunge.

Liste der blutdrucksteigernden Arzneien

Ich gebe Ihnen eine Liste von homöopathischen Einzelmitteln, Komplexmitteln, Naturheilmittel und chemischen Arzneien, welche blutdrucksteigernd wirken:

Bludrucksteigernde Arzneien I

Einzelmittelhomöopathika	Homöopathische Komplexmittel	Naturheilmittel
Arnica	Municor	Orthangin novo
Tabacum	Cralonin	Bufomarin forte
Gelsemium	Herztropfen CM	Horvi-Psy 4 Comp.1
Veratrum album	Angioton	Horvicard
Arsenicum album	Veratrum-Gastreu R67	Phönix Hypotonex
Kalium carbonicum	Infi-Camphora Tropfen	Phönix Kalium nitricum
Lachesis	Aktivon Hevert Tropfen	Bovisan D5 (sanum)
Crataegus	Similisan-Kreislauf-Tropfen	Ginseng
Aurum metallicum		Korodin

Bludrucksteigernde Arzneien II

Chemische Arzneien	Organpräparate	Nosoden
Carnigen	Glandula supra renolis suis D12 Globuli (Wala)	Grippe Nosode D30
Dihydergot	Sympathicus GL D30 Globuli (Barlach Apotheke)	Streptococcus hämolytikus D30 Globuli
Effortil	Sympathicus GL D30 Ampullen (Wala)	Medorrhinum D200
Gutron		Psorinum D10/D30/C200 Nosode
Novadral		
Astonin		

6 Anhang

Entsäuerungsbad

Heißes Bad 30–40 °C. Der Patient steigt, schon während das Wasser einläuft, in die Wanne. Nach 10 Minuten wird dem Wasser NaH_2CO_3 zugegeben, solange bis mittels Indikatorpapier pH 8 eingestellt ist. Badezeit: 15 Minuten bis 1 Stunde, je nach Kreislaufbelastung. Nach dem Aussteigen wird der pH-Wert des Badewassers gemessen. An dem niedrigeren pH-Wert ist zu ersehen, wie viel Säure ausgeschieden wurde. Wenn Sie den pH-Wert nicht messen wollen, können Sie auch ca. 50 g Natron ins Wasser geben. Diese Bäder werden 2x pro Woche gemacht. Bei ganz starker Übersäuerung können diese auch an 3 aufeinander folgenden Tagen angewandt werden.

Ansteigendes Fußbad

Sie nehmen eine Schiele Fußbadewanne oder sonst ein Gefäß und füllen dies bis über die Knöchel. Die Temperatur soll anfangs etwa 35 °C haben, dann geben Sie heißes Wasser hinzu, bis die Temperatur etwa 39 °C erreicht hat. Die Badedauer sollte 15 Minuten nicht überschreiten. Füße ganz kurz mit kaltem Wasser abduschen und anschließend mit warmen Socken bekleidet 20 Minuten ruhen.

Wassertreten – Kneippen

Das Wasser soll bis eine Handbreit unter das Knie reichen. Man kann irgendein Becken, Badewanne oder sogar einen Eimer verwenden. Im Storchengang watet man durch das Wasser. Das Bein wird bei jedem Schritt ganz herausgehoben und die Zehenspitzen sollen nach unten gestreckt werden. Das Wasser soll so kalt wie möglich sein.

Man schreitet solange im Wasser, bis ein unangenehmer Kältereiz verspürt wird. Das Wasser wird nicht abgetrocknet, höchstens abgestreift und man setzt das Laufen fort. Diese Anwendung erfrischt und ist kreislaufanregend, am Abend beruhigt diese Anwendung und ist schlaffördernd. Allerdings sind hier warme Füße eine Voraussetzung.

Kneipp'sches Augenbad

Das geht folgendermaßen vor sich: Man benutzt eine Schüssel, in der man das Gesicht einschließlich der Stirn eintauchen kann. Das Gesicht wird zum Atmen immer wieder aus dem Wasser genommen. Die Anwendung dauert einige Sekunden und kann 2 – 3 x wiederholt werden. Die Augen werden im Wasser einige Male geöffnet und wieder geschlossen. Das Wasser soll so kalt wie möglich sein. Warme Augenbäder sind nur dann angezeigt, wenn die Lider bzw. Gerstenkörner oder andere entzündliche Prozesse zu heilen sind.

„Wer die Augenbäder in gehörigen Zwischenräumen nimmt, etwa drei- bis viermal wöchentlich, der wird kaum je etwas mit den Augen zu tun haben und sich seine Sehkraft bis ins hohe Alter bewahren."

Ganzkörperwaschung

Die Ganzkörperwaschung ist sehr zu empfehlen, da man diese ohne jeden Aufwand durchführen kann. Es ist eine milde Form der Kneipp'schen Wasseranwendungen. Die Anwendung erfolgt mit kaltem Wasser, so kalt wie möglich. Das kalte Wasser erfrischt, belebt und stabilisiert das vegetative Nervensystem. Der Kreislauf kommt in Schwung. Sowohl bei Bluthochdruck als auch bei niedrigem Blutdruck empfehle ich diese Anwendung. Die Ganzkörperwaschung dient der Immunmodulation.

Bei allen Kneipp'schen Wasseranwendungen werden die Selbstheilungskräfte angestoßen. Ohne diese gibt es keinerlei Heilung.

Knie- und Schenkelguss

Lassen Sie mit einem Schlauch oder einer Gießkanne kaltes Wasser – so kalt wie möglich – über die Beine fließen. Sie beginnen rechts außen am Fuß und führen den Wasserstrahl über die Oberschenkelseite bis zum Becken. Nach drei Kreisbewegungen im Beckenbereich führen Sie den Strahl über die Innenseite des Oberschenkels zurück bis zum Fuß. Anschließend verfahren Sie beim linken Bein genauso.

Das kalte Armbad

Auch „Kneipp'scher Kaffee" genannt. So wird's gemacht: Das Waschbecken wird mit kaltem Wasser, möglichst brunnenfrisch, gefüllt. Dann wird erst der rechte Arm, dann der linke Arm in das Wasser eingetaucht. Das Wasser soll eine Handbreit über die Ellenbogen reichen. Die Arme und Finger sollen leicht bewegt werden. Dauer: ≈ ½ Minute und das Wasser anschließend nur abstreifen.

Wadenwickel bei Schlafstörungen

Ein Tuch wird mit kaltem Wasser – so kalt wie möglich – getränkt und um die Unterschenkel gewickelt. Dieser Wickel bleibt 15 Minuten liegen. Anschließend nicht abtrocknen, sondern sich zur Ruhe legen.

Kernseifen-Suppositorium

Schneiden Sie von der Kernseife ein Stück ab, bringen Sie es in die Form eines Suppositorium und glätten Sie die Kanten. Tauchen Sie es in Rescue Remedy Salbe. Dann führen Sie es tief in den After ein. Nach ca. 10–20 Minuten erfolgt die Stuhlentleerung. Eine Kernseifen-Suppositorium Anwendung kann 3x pro Tag erfolgen.

Einlauf

Sie füllen ein Gummiklistier mit ganz dünnem Kamillentee, 3 Tropfen Rescue Remedy (siehe Kapitel Bachblütentherapie) und 1 Prise Salz. Führen Sie es tief in den After ein und entleeren Sie es kräftig. Das kann 3x pro Tag wiederholt werden.

Dreier-Spritze nach Karl-Heinz Friese

1 Ampulle Lachesis D12
+ 1 Ampulle Pyrogenium D30
+ 1 Ampulle Echinacea D4
mischen, i.v. spritzen, 1x pro Tag an 2 aufeinander folgenden Tagen bei septiformen Fieberverläufen.

Vitamin C zur Immunmodulation

Bei bestehendem Bluthochdruck und Gefahr der Arteriosklerose empfehle ich 2x pro Jahr eine Serie von Vitamin C Infusionen 4 Wochen lang 3x pro Woche zu verabreichen. Nach Harald Krebs soll die Dosis in der 1. Woche 200 ml NaCl + 15 g Vitamin C betragen, in der 2. Woche 400 ml NaCl + 30 g Vitamin C, in der 3. und 4. Woche ebenso 400 ml NaC + 30 g Vitamin C. Ich habe, wie Harald Krebs empfiehlt, nach jeder Vitamin C Gabe, sobald 15 g überschritten wurden, 1 Amp. Ubichinon comp. i.m. gespritzt. Die Erfolge waren sehr gut.

Therapieschema für Vit.-C Pascoe Infusionen

	1. Woche	2. Woche	3. Woche	4. Woche	5. Woche
MO	250 ml Nacl + 15 g VitC	250 ml Nacl + 15 g VitC	250 ml Nacl + 15 g VitC	250 ml Nacl + 15 g VitC	
DI			Pause		
MI		250 ml Nacl + 15 g VitC	250 ml Nacl + 15 g VitC	250 ml Nacl + 15 g VitC	250 ml Nacl + 15 g VitC
DO			Pause		
FR	250 ml Nacl + 15 g VitC	250 ml Nacl + 15 g VitC	250 ml Nacl + 15 g VitC	250 ml Nacl + 15 g VitC	
SA	Pause	Pause	Pause	Pause	Pause
SO	Pause	Pause	Pause	Pause	Pause

Rezepte

Basentee nach Dr. Rau

Gartenbohnen, Zucchini und Sellerie lässt man zu gleichen Teilen schonend köcheln, etwa 20 Minuten lang, vom Sud trinkt man einige Tassen über den Tag verteilt.
Der Säurestarre wird entgegengewirkt, die Schmerzen verschwinden.

Nierentee nach Dr. Müller

Rezept:

Folia Betulae
Hb. Solidaginis
Hb. Hernariae
Fol. Orthosiphonis āā ad 200,0

1 TL/Tasse von dieser Mischung mit kochendem Wasser übergießen, über Nacht ziehen lassen, 3–5 Tassen täglich trinken. Das Kochwasser muss richtig sprudeln, damit alle Stoffe gelöst werden.

Lebertee

Rezept:

Hb. Chelidonii 50,0
Hb. Cardui benedicti 50,0
Rx Taraxaci 50,0
Fl. Stoechados 50,0
Semen cardui mariae ad 300,00

1 TL pro Tasse mit kochendem Wasser übergießen, 3-5 Stunden ziehen lassen, 3 Tassen pro Tag trinken. Am besten lassen Sie diesen Tee auch über Nacht ziehen.

Frischkornbrei nach Dr. Bruker

3 Esslöffel Fünf- oder Sechskornmischung werden mittel bis grob geschrotet, 6 Esslöffel Wasser werden dazu gegeben, anschließend mindestens 5 Stunden quellen lassen, am besten über Nacht. Dann reibt man 1 Apfel und gibt diesen hinzu, zusätzlich **rohes** Obst nach Saison, außerdem 1 Esslöffel Sahne und einige Nüsse, am besten verschiedene Sorten. Die fettlöslichen Vitamine benötigen die Sahne, um ihre Wirkung zu entfalten.

Liste der Bach-Blüten und ihre Bezifferung

1	Agrimony	Gemeiner Odermennig
2	Aspen	Espe / Zitterpappel
3	Beech	Rotbuche
4	Centaury	Tausendgüldenkraut
5	Cerato	Bleiwurz
6	Cherry Plum	Kirschpflaume
7	Chestnut Bud	Rosskastanienknospe
8	Chicory	Wegwarte
9	Clematis	Gewöhnliche Waldrebe
10	Crab Apple	Holzapfel
11	Elm	Englische Ulme
12	Gentian	Herbstenzian
13	Gorse	Stechginster
14	Heather	Schottisches Heidekraut
15	Holly	Europäische Stechpalme
16	Honeysuckle	Geißblatt
17	Hornbeam	Hainbuche
18	Impatiens	Springkraut
19	Larch	Europäische Lärche

20	Mimulus	Gefleckte Gauklerblume
21	Mustard	Ackersenf
22	Oak	Eiche
23	Olive	Ölbaum
24	Pine	Schottische Kiefer
25	Red Chestnut	Rote Kastanie
26	Rock Rose	Gelbes Sonnenröschen
27	Rock Water	Fels-Quellwasser
28	Scleranthus	einjähriger Knäuel
29	Star of Bethlehem	Doldiger Milchstern
30	Sweet Chestnut	Esskastanie / Edelkastanie
31	Vervain	Eisenkraut
32	Vine	Weinrebe
33	Walnut	Walnuss
34	Water Violet	Wasserfeder
35	White Chestnut	Weißblühende Rosskastanie
36	Wild Oat	Waldtrespe
37	Wild Rose	Hecken-Rose
38	Willow	Gelbe Weide
39	Rescue Remedy	Notfalltropfen

Anschriften und Bezugsquellen

Holomed

Bakterienpräparate,

Sanum-Präparate

Niederlande

Telefon 0031-541-292975

Fax 0031-541-292965

Sanum-Kehlbeck

GmbH & Co. KG

Sanum-Präparate Deutschland

Postfach

D-27316 Hoya

Telefon 04251-93520

Deutsches Service Büro

Horvi-Enzym-Präparate

Telefon 06835-50040

Fax 06835-500444

Medizinischer Beratungsservice

Telefon 08856-1254

MO – DO 9 – 12 Uhr

DHU – Deutsche Homöopathische Union

Einzelmittelhomöopathie

Pentarkane (Ptk)

Telefon 0721-409301

Fax 0721-4093113

vitOrgan

`https://vitorgan-shop.de/`

Phönix Laboratorium

spagyrisch-homöopathische Liquida

Telefon 07457-956060

Biologische Heilmittel Heel GmbH

Antihomotoxische Therapie (Heel)

Postfach 100349

76484 Baden-Baden

Telefon 07221-501111

Bach-Blüten in allen **Apotheken**

– Mischungen über Heilpraktiker-Rezept

– Stock Bottles über ärztliches Rezept

Madaus

Oligoplex-Präparate (Olplx)

Telefon 0221-89980

Fax 0221-8998701

Praxis Dr. Schöbe

Frischextracte, Beratung

Baden-Baden

Telefon 07221-38017

Fax 07221-38144

Kastner, Rastatt

Ozonöl, Laborbedarf

Telefon 07222-53005

Quellen

1. Dr. Prafull Vijayakar: Die Therorie der Unterdrückung
2. Dr. med. Berndt Rieger: Bluthochdruck – Ganzheitlich behandeln und heilen
3. Horvi Enzy Med: Ganzheitlich behandeln mit der Horvi-Enzym-Therapie
4. Ian White: Australische Busch-Blüten-Essenzen
5. Beate Helm: Kalifornische Blüten und Bewußtseinsarbeit
6. Dietmar Krämer: Neue Therapien mit Bach-Blüten 1, Ansata
7. Norbert Enders: Bewährte Anwendung der homöopathischen Arznei, 2. erweiterte Auflage
8. Dr. med. Götz Blome: Das praktische Handbuch zur Bach-Blüten-Therapie
9. Maria M. Kettenring: Hausapotheke Ätherische Öle, Joy Verlag
10. Peter Pukownik: Blutegel-Therapie, den Körper entgiften
11. Prof. Dr. med. Lothar Wendt: Gesund werden durch Abbau von Eiweißüberschüssen, Schmitzer
12. Internist Dr. Karl F. Maier: Niedriger Blutdruck
13. Harald Krebs: Eigenblut-Therapie, Methoden, Indikationen, Praxis, Urban und Fischer
14. Johann Abele: Die Eigenharn-Behandlung
15. Mohinder Singh Jus: Die Reise einer Krankheit, CD
16. Anke Nolte, Dagmar von Cramm: Gut essen bei Bluthochdruck, Stiftung Warentest
17. Dr. Friedrich P. Graf: Konzept der Gesunderhaltung
18. William Boericke: Homöopathische Mittel und ihre Wirkungen
19. Susanne Franzen, Jörg Müller: Hypnose – heilen in Trance, ein Selbsthilfeprogramm
20. Hildegard Kreiter/Helene Roschatt: Kursbuch Kneipp
21. Sebastian Kneipp: Meine Wasserkur

Werdegang

Dr. med. Gertrud Grimm, Jahrgang 1946, Medizinstudium in Münster / Westf. und Heidelberg. Staatsexamen und Promotion an der medizinischen Fakultät der Universität Heidelberg.

Von 1974 bis 1999 in Kassenarztpraxis, anerkannter Landpraxis, in Biblis tätig; zunächst als Assistentin, seit 1978 selbst niedergelassen, in den ersten Jahren als praktische Ärztin, später als Fachärztin für Allgemeinmedizin.

Während der 25-jährigen Tätigkeit in der Kassenarztpraxis zusätzlich langjährige Ausbildung in naturheilkundlichen Therapien, später ausschließlich in klassischer Homöopathie. Verleihung der Zusatzbezeichnung „Homöopathie“ von der Landesärztekammer Karlsruhe 1998.

Von 1999 bis 2009 in eigener homöopathischer Privatpraxis in Bensheim tätig. Anschließend bis März 2021 in Worms.